症例解説でよくわかる

甲状腺の病気

バセドウ病

橋本病

甲状腺炎

甲状腺腫

甲状腺と妊娠

山内泰介

Taisuke Yamauchi

現代書林

はじめに　正しい検査と治療で、甲状腺の病気は確実に改善します

甲状腺の病気を患っている人は、たくさんいます。けれども甲状腺の異常と体に現れる症状との因果関係がわかりにくいこともあって、適切な治療を受けていない人が少なくありません。体の不調で悩んでいた人が、よく調べてみると甲状腺の異常が原因だったというケースは多いものです。なかには気の毒なことに、甲状腺の病気なのに怠慢な性格と思われていた人もいます。

私は1989年に甲状腺疾患の専門病院の先駆けである野口病院（大分県）に勤めて以来、長年にわたって甲状腺疾患の総合診療にあたってきました。甲状腺治療で知られる東京女子医大の内分泌外科（当時）や伊藤病院などにも勤めた後、1994年に埼玉県でクリニックを開業しました。今はさいたま市にある甲状腺疾患専門外来のクリニックの院長として、年間約2万人の甲状腺の病気にかかった患者さんを診ています。

甲状腺の病気は、適切な検査をもとに的確な診断を受けて、しっかりと治療すれば改善します。ただし、患者さん自身が病気と治療についてある程度理解していることが大きなポイントになります。治療に長期間を要することが多いので、患者さん本人の自覚と服薬管理・健康管理がとても大切なのです。病気について正しく理解せず、適切な対処をしていないと、治療に時間がかかることもあります。

本書では、甲状腺の病気に悩む人が、適切な治療を受けて症状を改善させるために知っておいてほしい知識を解説します。甲状腺の病気は多岐にわたりますが、本書はそのほとんどを網羅しています。主な症例を紹介しながら、検査法・診断法・治療法を解説するとともに、患者さんがどのように病気と付き合いながら日常生活を送っていけばいいのかについても触れますので、ぜひ参考にしてください。

本書を手に取った人のなかには、健康診断で甲状腺に異常があると言われた人、テレビの医療番組で見た甲状腺疾患と同じ自覚症状がある人もいると思います。実際には、問題ないこともありますが、検査をしてみなければ正確なことはわかりません。

検査をして甲状腺の病気が見つかり、悩んで心配している人もいるでしょう。けれども甲状腺の病気にかかっても、多くの場合は服用などの対処をすれば、普通に生活できるようになります。甲状腺機能異常の病気は完全には治癒《ちゆ》しないことが多いのですが、甲状腺ホルモン値そのものはコントロールできるからです。

おかしいと思ったら、できるだけ早く診察を受けてください。最初は、問診・触診、血液検査、超音波検査がおこなわれます。

ただし、診察を受けても、甲状腺の異常が疑われず、精密検査にまで至らないことがあります。精密検査をしても、その検査結果をどう解釈するか、解釈して診断が決まった場合でも、どんな治療をするかについては、医師も判断に迷うことがあります。

また、病気の複雑な仕組みなどを医師から説明されてもよくわからず、言われたことをきちんと理解したいと願っている人もいることでしょう。

本書では、これらのことについてのお手伝いもできるのではないかと思います。

なお、甲状腺は「妊娠」とも深く関わっています。妊娠している人や妊娠を希望している人の甲状腺ホルモンは正常値の範囲でも高い状態にしたほうがいいため、不妊治療の一環として甲状腺ホルモン薬の服用を勧められることもあります。本書ではこのような妊娠との関連についても、しっかりとご説明します。

本書を読んで、ご自分の病気について理解し、ご自身で病気をコントロールするぐらいの気持ちになっていただければ幸いです。

2017年10月

山内　泰介

目次

はじめに　正しい検査と治療で、甲状腺の病気は確実に改善します……3

この本の読み方……14

序章

なかなか気づかない甲状腺の病気

甲状腺の病気にかかる女性はとても多い……16
その症状、もしかして甲状腺の異常かもしれません……17
おかしいと思ったら、まず診察を受けましょう……21
自分で「腫れ」や「しこり」がわかる場合も……22

第1章

知っておきたい甲状腺の働きと病気

「甲状腺」は小さな臓器……26
甲状腺は「甲状腺ホルモン」を分泌(産生・貯蔵・放出)する……29
甲状腺ホルモンの働きを守る「セーフティネット」……30
●――ネガティブフィードバック機構……31
甲状腺の病気には「自己免疫疾患」が多い……34
甲状腺の病気は「働き」と「形」で分類される……36
●――「働き」の異常……36
●――「形」の異常……38
甲状腺ホルモンが多すぎる「甲状腺中毒症」……38
●――甲状腺機能亢進症……41
●――破壊性甲状腺炎……44
甲状腺ホルモンが少なすぎる「甲状腺機能低下症」……45
甲状腺が腫れる「甲状腺腫」……47

●——びまん性甲状腺腫……47
●——結節性甲状腺腫……48
甲状腺の病気と妊娠の関係……50
甲状腺の病気の診断は難しい……53

第2章 甲状腺の病気でおこなわれる検査と治療

最初は「問診」と「触診」から……58
いくつもの検査を含んでいる「血液検査」……59
●——甲状腺ホルモン検査……60
●——甲状腺刺激ホルモン検査……62
●——腫瘍マーカーとしてのサイログロブリン……63
●——甲状腺の自己抗体検査……63
さらに詳しいことがわかる「画像検査」……66
●——超音波検査……66
●——CT（Computed Tomography）検査……67

第3章

症例で知る甲状腺の主な病気

●――MRI(Magnetic Resonance Imaging)検査……68
●――アイソトープ検査(シンチグラム)……69
実際の細胞を調べる「穿刺吸引細胞診検査」……70
甲状腺機能異常なら、治療の基本は「服薬」……71
●――機能亢進症には「抗甲状腺薬」……71
●――機能低下症には「甲状腺ホルモン薬」……74
バセドウ病や悪性腫瘍でおこなう「放射性ヨード治療」……76
嚢胞を小さくする「経皮的エタノール注入療法」……78
バセドウ病や結節性甲状腺腫でおこなう「手術」……79
●――手術の合併症……81
●――手術後の服薬……82
悪性腫瘍には「放射線治療」「抗ガン剤」「分子標的薬」……83

甲状腺機能亢進症「バセドウ病」
症例① 疲れやすくなり、体重が減ったAさん …………86
●――バセドウ病とは …………95
●――バセドウ病の寛解 …………96
●――バセドウ病の主な治療法 …………97
●――バセドウ病と妊娠・出産 …………101
●――バセドウ病眼症 …………104
●――バセドウ病と心房細動 …………106
甲状腺機能低下症「橋本病」
症例② なぜか痩せずに焦っていたBさん …………108
●――橋本病とは …………114
●――橋本病の急性増悪 …………116
●――橋本病と合併しやすい病気 …………117
甲状腺機能低下症での妊娠
症例③ 潜在性甲状腺機能低下症を克服して、妊娠・出産したCさん …………118
●――出生後の新生児と甲状腺ホルモン低下症 …………122
破壊性甲状腺炎――1「無痛性甲状腺炎」

症例④　出産後に発病し、自然に治ったDさん……123
●——無痛性甲状腺炎とは……127
破壊性甲状腺炎——2「亜急性甲状腺炎」
症例⑤　激しい痛みに悩まされたEさん……129
●——亜急性甲状腺炎とは……135
結節性甲状腺腫——1「腺腫様甲状腺腫」
症例⑥　首の左右非対称に気づいたFさん……136
●——腺腫様甲状腺腫とは……140
結節性甲状腺腫——2「甲状腺乳頭癌」
症例⑦　ガンと言われショックを受けたGさん……142
●——甲状腺乳頭癌とは……147

第4章 日常生活のアドバイス

治療も検査も継続が大切……150
●——甲状腺ホルモン薬を服用するときの注意……150

●――他の病気にかかった場合……151
●――定期検査は必ず受ける……152
●――妊娠を希望している人へ……153
食生活とヨードの摂取……154
バセドウ病の人へ……156
●――服薬治療と通院について……156
●――服薬中の日常生活……157
橋本病の人へ……159
おわりに　甲状腺疾患の診療は日進月歩……162

コラム　ドクター甲之介のよもやま話
①甲状腺のそばにあっても、副甲状腺は甲状腺ではない……28
②橋本病の原因は、梗塞？……35
③日本人はヨード摂取量が多い……43

用語解説……166

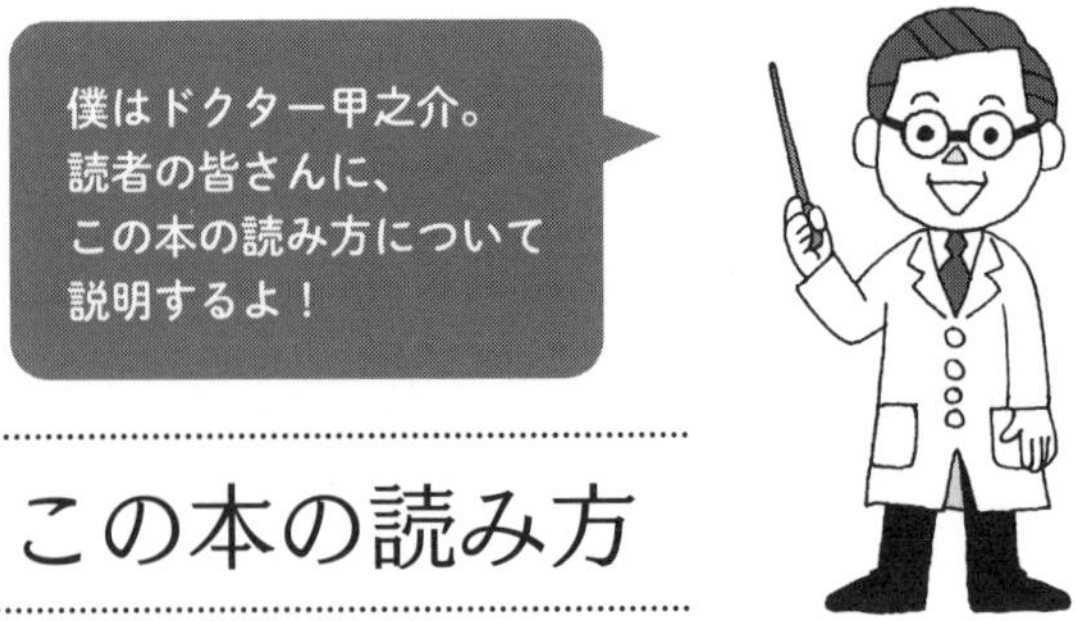
僕はドクター甲之介。
読者の皆さんに、
この本の読み方について
説明するよ！

この本の読み方

この本は、甲状腺の病気について読み進めるごとに理解できるよう構成されていますので、最初から順に読み進めるのがお勧めです。

「医療系の本は専門用語が多くてなかなか読み進められない」という人は、興味のあるところから読んでいただいてもよいと思います。

一部医療用語も含まれますが、主なものについては巻末に用語解説をご用意していますのでご参照ください（p166～173）。

ケース 1

健康診断で甲状腺に異常があると言われた人で、これから受ける診察が心配という人。
→【第2章　甲状腺の病気でおこなわれる検査と治療】から読んでいきましょう。

ケース 2

すでに甲状腺の病気と診断された人で、自分の病気とその症状について理解したい人。
→【第1章　知っておきたい甲状腺の働きと病気】【第3章　症例で知る甲状腺の主な病気】から読んでいきましょう。

ケース 3

現在、甲状腺の病気の治療をおこなっている人。
→【第4章　日常生活のアドバイス】から読んでいきましょう。

ケース 4

家族や知り合いに甲状腺の病気の患者さんがいて、病気について知っておきたいという人。
→最初から順番に読んでいきましょう。

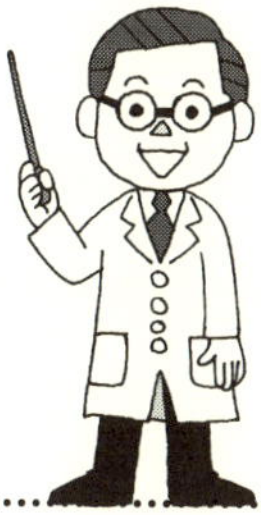

序　　章

なかなか気づかない甲状腺の病気

甲状腺の病気にかかる女性はとても多い

甲状腺の病気は圧倒的に女性に多く、患者の多くを占めています。

甲状腺の病気にはさまざまな種類がありますが、最も多い疾患は「橋本病」で、中年女性の5~10人に1人と言われるほどです。そして、若い人よりも中高年に多いという統計が出ています。

また、症状も最初はわからないものです。例えば、橋本病にかかると体内に特定の「抗体」というものができますが、抗体ができただけでは症状は出ません。そのため、橋本病とはわからない時期が何年間にも及びます。抗体が甲状腺の機能に障害をもたらし、症状が出て初めて診断がつくため、中高年に見つかることが多いのです。

さらに、甲状腺の病気は症状に出ないケースも多いのです。極端な話かもしれませんが、亡くなった人の遺体を検査すると、8~26パーセントの割合で甲状腺の微小癌（腫瘍径が1センチメートル以下の癌）が見つかるという文献もあります。当人は生きているあいだ、自分が癌にかかっているとはまったく知らなかったのです。

したがって甲状腺の病気がある患者さんの人数は、正確にはわかりません。少し古いですが、厚生労働省が発表した資料によれば、2005年の推計患者数は「甲状腺障害が約2万8000人、甲状腺機能亢進症が約1万人」です。しかし、甲状腺になんらかの障害がある人は、実のところ500万人いるとも言われています。

最近はメディアで甲状腺の病気が取り上げられることも多くなり、患者数が増えているように思えるかもしれません。ですが実際は、病気にかかる人が増えているのではなく、医療の診断力が上がって病気の発見率が高くなったと考えられます。その背景には、甲状腺に関心を持ち、理解する医師が増えたこともあります。また、頸動脈超音波検査をする一般の健康診断が増え、甲状腺の小さな異常も超音波検査で診断できるようになったことも、患者数が増えた要因です。

その症状、もしかして甲状腺の異常かもしれません

甲状腺の病気があると、心身にさまざまな症状が現れます。

図 1）甲状腺の病気が疑われる症状

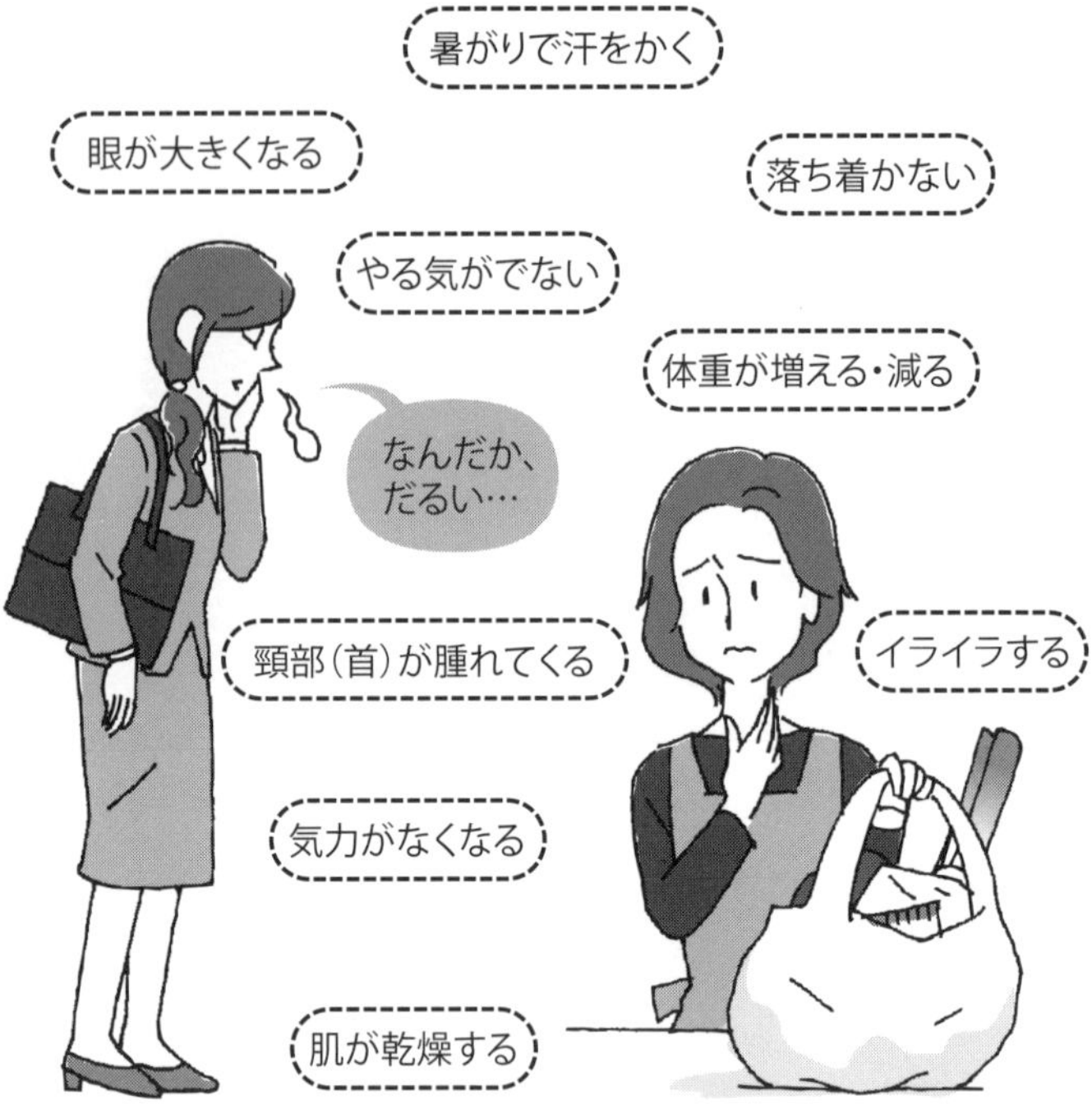
暑がりで汗をかく
眼が大きくなる
落ち着かない
やる気がでない
体重が増える・減る
なんだか、だるい…
頸部（首）が腫れてくる
イライラする
気力がなくなる
肌が乾燥する

甲状腺の病気があると、心身にさまざまな症状が現れます。

他の病気や単なる疲れなどと間違われやすい症状もあるので、甲状腺の異常なのか本人には判断できない場合もあります。

甲状腺の異常で現れる症状は一定でなく、他の病気や加齢が原因で現れる症状とよく似ています。しかも甲状腺疾患の初期では、その症状がゆっくり進行するために、加齢や体調の変化のせいと思ってしまっている人が多いのです。そのため、他の病気と勘違いされることは珍しくありません。

例えば、甲状腺ホルモンが増えすぎると、イライラして落ち着かなくなったり興奮しやすくなったりすることがありますが、その症状は「双極性障害（躁うつ病）」とよく似ています。動悸がするのは「心臓病」と、痩せる・喉が渇く・尿糖が出るのは「糖尿病」と、汗をかくのは「更年期障害」と同じです。月経の量が減るのは「卵巣機能疾患」と、下痢や微熱が続くのは「過敏性腸症候群」や「急性腸炎」と間違われることもあります。

逆に、甲状腺ホルモンが減ると、月経量が一時的に増えたり気力が湧かなかったりすることがあるので、「更年期障害」と間違えられるケースがあります。気持ちが落ち込むのは「うつ病」だから、記憶力が悪くなったのは「認知症」だから、体がむくんだのは「腎臓病」だからなど、他の病気と間違えられることもあります。声がかすれるのは「喉頭炎」

表 1）チェックリスト
甲状腺の異常で現れることがある症状の例

A	
□体重が減る	□汗かきになる
□暑がりになる	□脈が速くなる（頻脈）
□動悸がする	□息切れがする
□疲れやすくなる	□指先がふるえる
□下痢しやすくなる	□肝機能障害が起きる
□コレステロール値が低下する	□集中力が低下する
□月経異常（月経量が少ない、月経間隔が長くなった）	
➡甲状腺ホルモン値が高い可能性があります（38 ページ）	

B	
□体重が増える	□肌がかさつく
□寒さに弱い	□脈が遅くなる（徐脈）
□動作が緩慢になる	□むくみが出る
□疲れやすくなる	□声がかすれる
□便秘になる	□毛髪が薄くなる
□コレステロール値が上昇する	□筋力が低下する
□月経不順（月経過多）	□肩こりがする
➡甲状腺ホルモン値が低い可能性があります（45 ページ）	

C	
□頸部が腫《は》れる	□頸部にしこり(こぶ)を感じる
□頸部を押すと痛い	
➡甲状腺が炎症を起こしているか、結節性病変の可能性があります（47 ページ）	

のせい、手や足が痺《しび》れるのは「末梢神経炎」のためと診断された人もいます。

表1（20ページ）からわかるように、甲状腺ホルモンの値（濃度）が高いか低いかで、正反対の症状が現れます。

おかしいと思ったら、まず診察を受けましょう

甲状腺の病気も、早期診断・早期治療が大切です。もし前項のチェックリストに当てはまる症状があれば、内科などで診察を受けることをお勧めします。そこで問診・触診とともに、血液検査と超音波検査を受けることになるでしょう。

毎年一般的な健康診断を受けていて「異常なし」と言われても、安心はできません。一般的な健康診断では、甲状腺検査が含まれていないことがあるからです。

もしも甲状腺の異常が疑われる結果が出た場合には、精密検査に進むことになります。

甲状腺ホルモン値が高すぎるにしても低すぎるにしても、どちらも病気の種類は複数あります。また、一つの病気でも、時期によってホルモン値が高くなったり低くなったりす

るため、1回の検査では診断がつかないこともあります。甲状腺ホルモンの異常は複雑なので、診断がつくまでにはいくつもの検査を受けたり、経過を観察することがあるのです。

自分で「腫れ」や「しこり」がわかる場合も

自分で触ってわかる甲状腺の異常があります。甲状腺の腫《は》れやしこりです（実際には、他人から見て異常に思えるほど腫れていても、本人にとっては少しずつ大きくなっていくので、案外気づかない人が多いのです）。

のどぼとけ（甲状軟骨《こうじょうなんこつ》）の1〜2センチメートル下で、唾をゴクンと飲むと、のどぼとけと一緒に動く柔らかい臓器が「甲状腺」です。そこを親指で触ってみましょう。正常であればなかなか触れないのですが、甲状腺に腫れやしこりがあれば、自分で触ってわかることもあります。

甲状腺が腫れて全体に大きくなってくると、「びまん性甲状腺腫」（47ページ）で、部分的にしこり（腫瘤《しゅりゅう》）が触れると「結節性甲状腺腫」（48ページ）です。

図 2）甲状腺の位置

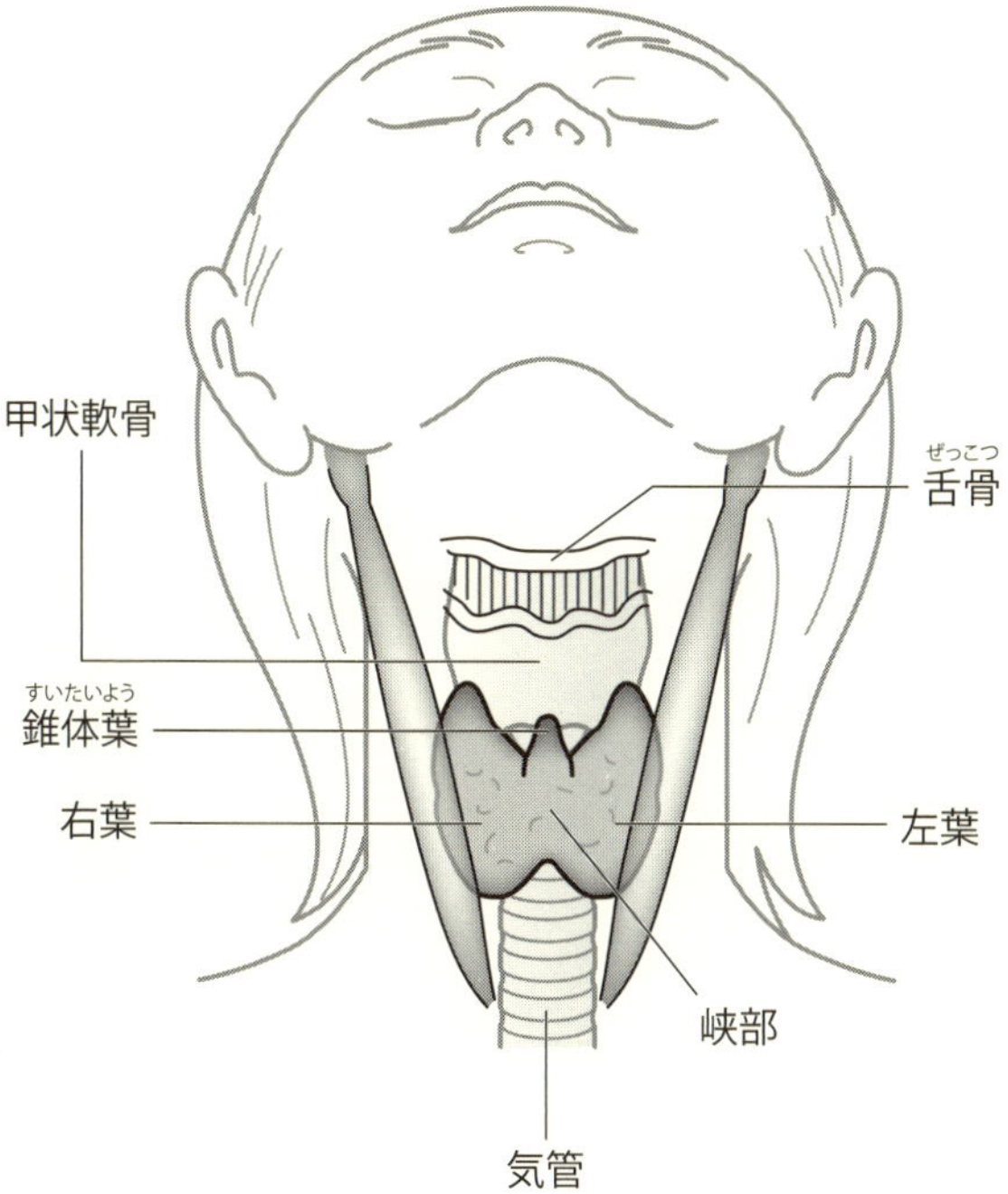
甲状軟骨
舌骨《ぜっこつ》
錐体葉《すいたいよう》
右葉
左葉
峡部
気管

大きさだけでなく、硬さも重要です。小さくても硬ければわかりやすいのですが、大きくても正常と同じぐらいの硬さだとわかりにくいこともあります。

なお、腫れ・しこりの自覚症状があっても、治療の必要がないケースはあります。それでも、安心できればそれに越したことはないので、腫れやしこりを自覚した人は、ぜひ診察を受けてください。

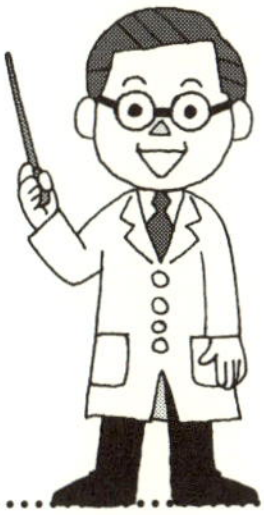

第1章

知っておきたい甲状腺の働きと病気

「甲状腺」は小さな臓器

それでは、「甲状腺」の特徴と機能について知っておきましょう。

甲状腺は、頸部の前側ののどぼとけの下に、蝶が羽を広げたような形で、気管を抱くように存在しています。蝶の羽の片側は、おおよそ縦4～6センチメートル、横1・5～2センチメートル、厚さは1～1・5センチメートル、全体の重さは15～20グラムあります。小さくても、れっきとした「臓器」です。

甲状腺の細胞は、特殊な形をしています。濾胞細胞がいくつも集まった、なかが空《から》の小さな球形です。この球形を「濾胞《ろほう》」と呼び、なかの空の部分を「濾胞腔《ろほうくう》」と呼びます。甲状腺は濾胞がたくさん集まったものです。

人間の体には、例えば体温などを一定に保とうとする作用が働いています。これを「恒常性維持機能」と呼ぶのですが、恒常性を維持するために体内の活動を調整・促進するのが、さまざまな「ホルモン」です。ホルモンを分泌する臓器を「内分泌腺」と言います。甲状腺は小さな臓器ですが、内分泌腺としては最も大きな臓器です。

図 3）甲状腺とその周辺

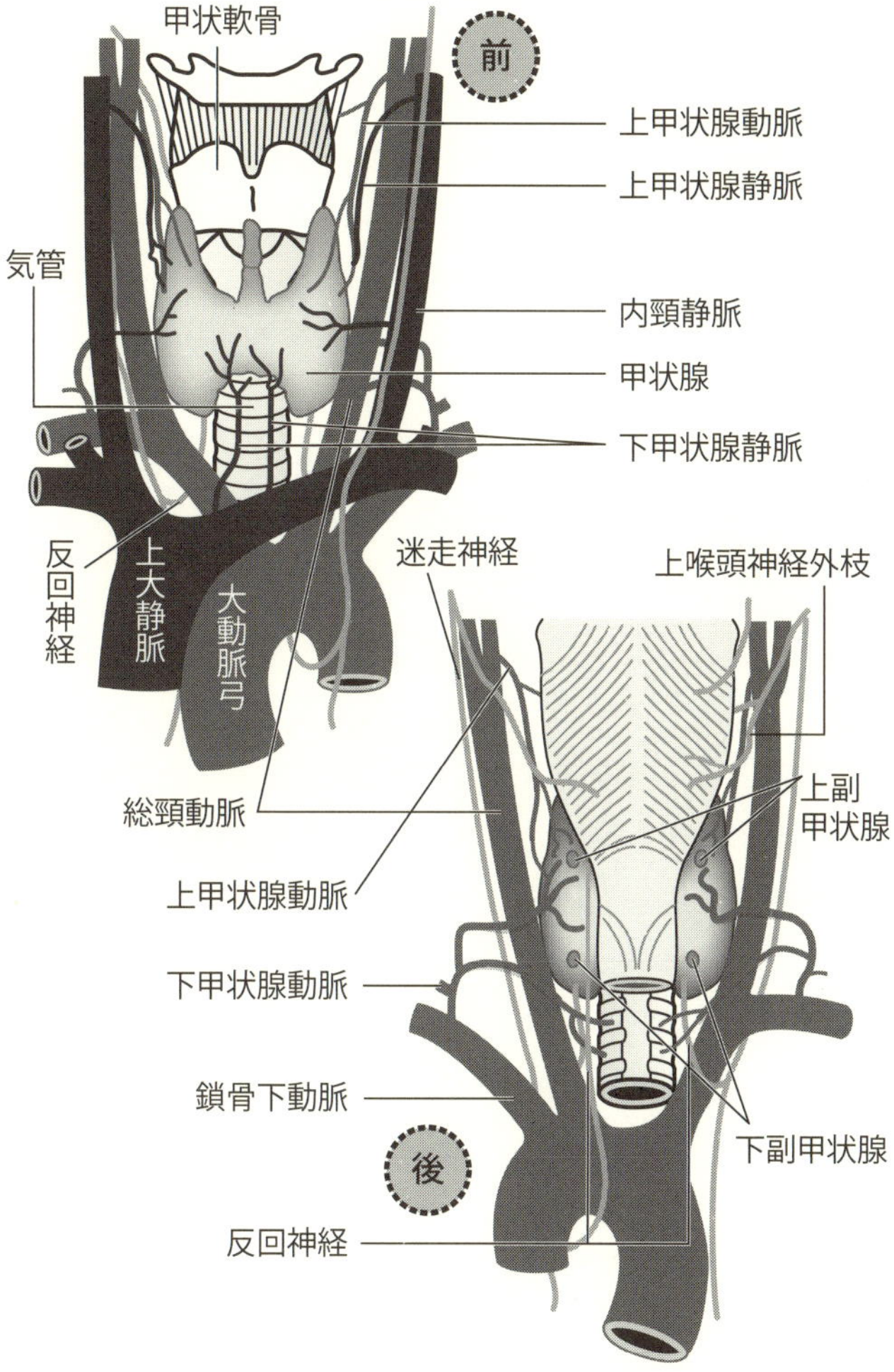
前
甲状軟骨
上甲状腺動脈
上甲状腺静脈
気管
内頸静脈
甲状腺
下甲状腺静脈
反回神経
上大静脈
大動脈弓
迷走神経
上喉頭神経外枝
総頸動脈
上副
甲状腺
上甲状腺動脈
下甲状腺動脈
鎖骨下動脈
後
下副甲状腺
反回神経

ドクター甲之介のよもやま話 ❶

甲状腺のそばにあっても、副甲状腺は甲状腺ではない

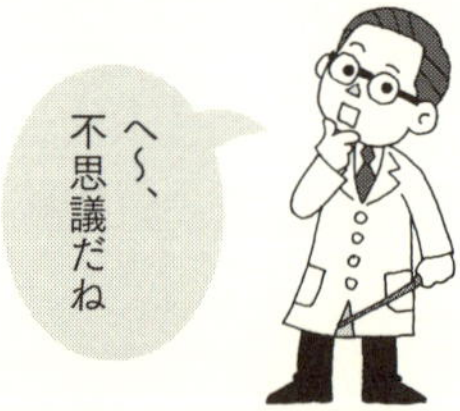

ある臓器のそばにある過剰な臓器のことを、「副」を付けて呼ぶことがあります。副乳などもそれに当たりますが、本来は存在しないものです。

甲状腺（サイロイド）のそばにも、過剰な臓器ができることがあります。ですが、それを「副甲状腺」とは呼びません。これに該当する日本語はなく、「アクセサリーサイロイド」と呼んでいます。アクセサリーサイロイドに特に役割はありませんが、問題もないので、そのまま放置していいものです。

実は胎児の甲状腺は頭のほうにあり、成長するとだんだん首まで降りてくるのですが、なかには最後まで降りてこなかったり、他の場所に移動するケースがあります。これは本来の場所に甲状腺がない「異所性甲状腺」と呼ばれ、アクセサリーサイロイドとは異なります。甲状腺が通常の位置ではなく、たとえ舌の奥にあっても、甲状腺には違いないのです。

アクセサリーサイロイドではなく、「副甲状腺」と呼ばれるものがあります。副甲状腺は、甲状腺の左右両葉の裏の上下に、通常は２腺ずつ、合計で４腺ありますが、甲状腺とはまったく別の独立した臓器です。米粒の半分ぐらいの大きさで、カルシウムを調整しています。

副甲状腺が過剰に「副甲状腺ホルモン」を作ると、骨からカルシウムが血中に多量に出て、骨がもろくなって骨折したり血中カルシウム濃度が上がるなど、ひどい場合は意識がなくなることがあります。

甲状腺は「甲状腺ホルモン」を分泌(産生・貯蔵・放出)する

甲状腺は、濾胞の周囲の毛細血管を通じて「ヨード（ヨウ素）」を取り込み、それを主原料にして「甲状腺ホルモン」を作ります（＝産生）。作られた甲状腺ホルモンは、濾胞腔に蓄えられ（＝貯蔵）、血液中に送り出し（＝放出）ます。つまり、甲状腺は、甲状腺ホルモンを作り、蓄え、送り出す働きをしています。

ヨードは人体に必要な栄養素ですが、体内で合成することはできません。甲状腺ホルモンは、食べ物から摂取したものを原料に作られます。

甲状腺が作る（＝産生する）甲状腺ホルモンは、基本的に2種類です。一つは「トリヨードサイロニン／T_3（Triiodothyronine)」、もう一つは「サイロキシン／T_4（Thyroxine)」です。T_3とT_4の数字はヨードの数を表しています。つまり、トリヨードサイロニンにはヨードが3個、サイロキシンにはヨードが4個あります。

なお、分泌される甲状腺ホルモンの多くはT_4で、T_3は少量です。T_3は甲状腺ホルモンとしての力が強く、T_4は寿命が長いという特徴があります。安定提供されているT_4は、肝臓や腎臓など他の臓器によってホルモン作用の強いT_3に必要に応じて変化します。

甲状腺ホルモンの働きを守る「セーフティネット」

甲状腺ホルモンは血液を通じて体のすみずみに送られ、全身の臓器や細胞を活性化させ、体の新陳代謝を促します。新陳代謝が活発であれば、心身の活動は活発になります。

甲状腺ホルモンの働きの具体例を挙げましょう。

甲状腺ホルモンは、消化管から糖の吸収を促して血糖値を上げ、体と脳の発育を促し、心臓を刺激して心拍数を上げ、肝臓のコレステロール受容体に働きかけて血中のコレステロール値や中性脂肪値を下げ、骨の発育を促すなど、体中の神経や臓器に関連して働きます。子どもの成長や骨格の発達にも関わっており、思考を活発にするのも甲状腺ホルモンの役割です。

表1のチェックリスト（20ページ）でもわかるように甲状腺疾患の症状は多岐にわたります。それは甲状腺ホルモンを作る甲状腺は頸部にありますが、このように体の多くの臓

器に作用するからです。血液中の甲状腺ホルモン濃度が高すぎたり低すぎたりすると、他の臓器の影響でさまざまな症状が出ることがあります。

そこで人間の体は、体内の甲状腺ホルモン量を一定にしようと働きます。ここでは、「セーフティネット」である「ネガティブフィードバック機構」を解説します。

ネガティブフィードバック機構

甲状腺ホルモンの血中濃度が一定範囲に保たれるのは、脳の働きによるものです。

脳の中心部に「下垂体《かすいたい》」という臓器があります。下垂体は、血液中の甲状腺ホルモン濃度が低くなると、甲状腺の活動を促す「甲状腺刺激ホルモン／TSH（Thyroid stimulating hormone)」を分泌します。このTSHが、甲状腺細胞の細胞膜にある「TSH受容体」と結合すると、甲状腺は血液中からヨードを取り込んで甲状腺ホルモンを作り、蓄えてある甲状腺ホルモンを血液中に放出します。

このような下垂体の作用のコントロールは、脳の「視床下部《ししょうかぶ》」でもおこなわれています。視床下部から「甲状腺刺激ホルモン放出ホルモン／TRH（Thyrotropin releasing

図 4）甲状腺ホルモンのネガティブフィードバック機構

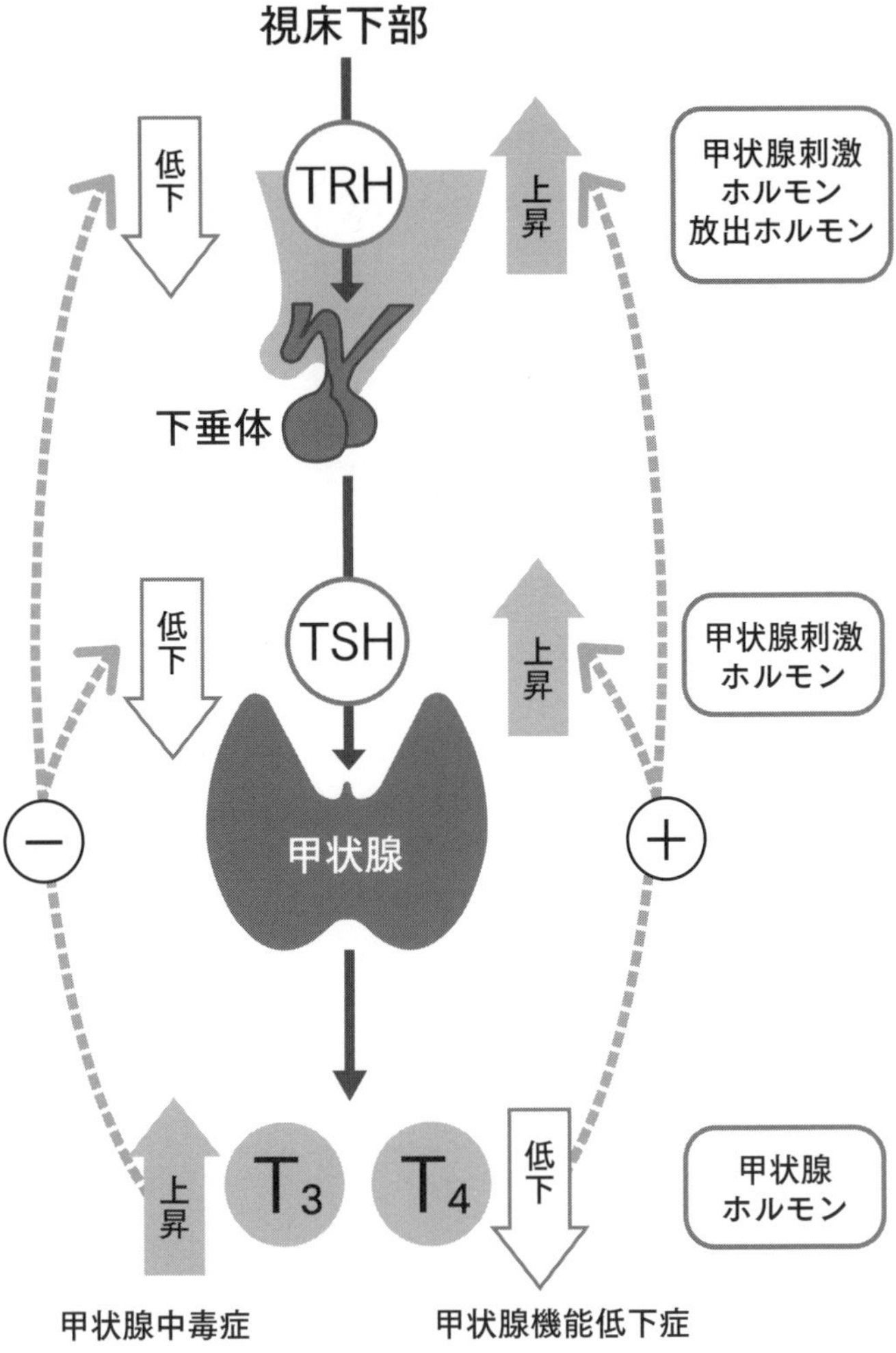

hormone)」が分泌されると、TRHの刺激を受けた下垂体が、TSHを分泌します。つまり、甲状腺は下垂体によってコントロールされ、下垂体は視床下部と甲状腺の直接作用によってコントロールされています。

甲状腺ホルモンが少なくなりすぎると、視床下部からTRHが分泌され、下垂体に働きます。TRHと甲状腺ホルモン低下の直接的作用との両方で、下垂体からのTSHの分泌が増えます。それが甲状腺に働きかけて、低下した甲状腺ホルモンの濃度を正常に戻そうとします。

逆に、甲状腺で作られるホルモンが多くなりすぎると、血中ホルモンの濃度を下げるために視床下部と下垂体が働いて、TRHもTSHも分泌が少なくなります。すると甲状腺の働きが抑制され、甲状腺ホルモン濃度の上昇が抑えられるのです。

この両方の働きで、甲状腺ホルモン量を調整する仕組みが「ネガティブフィードバック機構」です。一方が多くなれば片方が少なくなり、逆に一方が少なくなれば片方が多く働いて、もとに戻そうとすることを指します。

甲状腺の病気には「自己免疫疾患」が多い

では、甲状腺疾患の原因は何でしょうか？　病気によって違いますが、主に感染、遺伝、環境などの因子があります。病気の原因は一つではなく、その人の素因と、生まれてからの環境とあいまって発症すると言われています。

甲状腺の病気で一番多い原因は、いわゆる「自己免疫疾患」です。自己免疫疾患とは、自分自身の体内にもともと存在するものを、敵（細菌やウイルスのような、体の外から侵入した異物）と勘違いした結果、「抗体」（体内に入り込んだ異物を攻撃する物質）ができる病気です。

人間の体には本来、自分の体にはないものを敵と認識し、攻撃して排除する防衛網が備わっています。この防衛する仕組みを「免疫」と呼びます。自己免疫疾患とは、自分自身の体内にある自己を、間違って異物と認識してしまった結果、自己抗体やリンパ球（白血球の一種で、免疫機能を担当する細胞）が作られて、自分の細胞が攻撃されて起こる組織の障害や病変です。

バセドウ病も橋本病も、どちらも自己免疫疾患です。自己免疫疾患が女性に多い理由ははっきりとはわかっていないのですが、妊娠できる性である女性が、胎児を守るために持って生まれた仕組みが原因の一つとされています（52ページ）。

なお、自己免疫疾患で問題を起こすのは自己抗体ですが、自己抗体をなくす治療法はありません。つまり、自己免疫疾患にかかると、完全に治癒することがないということです。ただし、病気を正しくコントロールできれば、健常者と変わらない生活ができます。

ドクター甲之介のよもやま話❷

橋本病の原因は、梗塞？

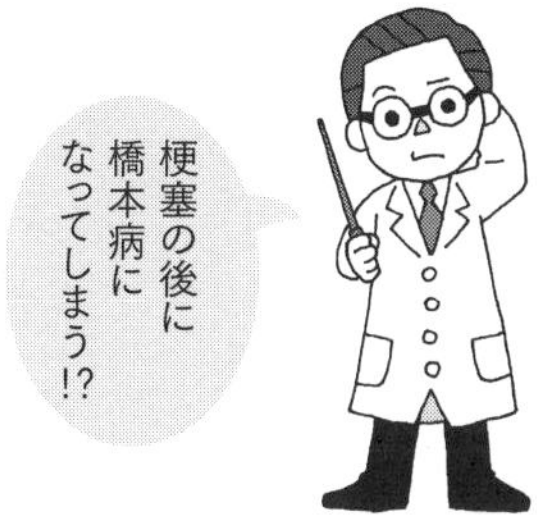

橋本病の原因として、次のような説もあります。

甲状腺の内部を流れる血管が詰まる梗塞が起きると、そこの細胞は死に、死んだ細胞が血液のなかに流れ込みます。流れ込んできた死んだ細胞を認識して抗体ができてしまい、橋本病になる土壌が生まれるという仮説です。

甲状腺の病気は「働き」と「形」で分類される

甲状腺の病気は、「働き」の異常と「形」の異常で分類できます。

「働き」の異常

甲状腺の主たる「働き」は、甲状腺ホルモンを作ることです。甲状腺が甲状腺ホルモンを作る能力を、「甲状腺機能」と呼びます。

甲状腺ホルモンの血液への分泌が、過剰（＝甲状腺ホルモン値が高くなる）になったり、不足（＝甲状腺ホルモン値が低くなる）したりすることがあります。どちらも体にさまざまな症状をもたらします。

甲状腺ホルモン値が異常に高くなる病気を、総称して「甲状腺中毒症」と言います。

逆に甲状腺ホルモンの分泌が不足して、甲状腺ホルモン値が低くなる病気を、総称して「甲状腺機能低下症」と言います。甲状腺機能が落ちている状態です。

表 2）甲状腺の病気

働きの異常 ＼ 形の異常	びまん性（腫れ）	結節性（しこり）
甲状腺中毒症	バセドウ病 →86ページ 症例① 妊娠性一過性甲状腺機能亢進症 →118ページ 症例③ 無痛性甲状腺炎 →123ページ 症例④ 亜急性甲状腺炎 薬剤性甲状腺炎	自律性機能性甲状腺結節 亜急性甲状腺炎 →129ページ 症例⑤ 橋本病急性増悪
甲状腺機能正常	橋本病 思春期甲状腺腫 単純性び慢性甲状腺腫	甲状腺嚢胞 腺腫様結節 腺腫様甲状腺腫 →136ページ 症例⑥ 濾胞腺腫 甲状腺癌 （乳頭癌など） →142ページ 症例⑦
甲状腺機能低下症	橋本病 →108ページ 症例② 無痛性甲状腺炎（低下期） 亜急性甲状腺炎（低下期）	

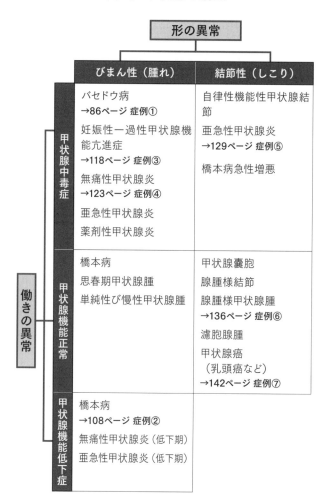

「形」の異常

甲状腺に「腫れ」や「しこり（腫瘤）」が生じることが、「形」の異常です。甲状腺が腫れ全体が大きくなっている状態を、「びまん性甲状腺腫」と呼びます。「腫れ」は、バセドウ病や橋本病などの症状の一つとして現れることがあります。甲状腺に腫瘤ができる病気を「結節性甲状腺腫」と呼びます。「結節」とは、しこりのことです。結節には、悪性の癌もありますが、多くは良性です。次項から、それぞれの病気について詳しく解説していきます。

甲状腺ホルモンが多すぎる「甲状腺中毒症」

まずは、「働き」の異常につながる、甲状腺ホルモンの過不足で起きる病気をみていきましょう。

血中のホルモン値が正常値よりも高い状態、つまり甲状腺ホルモン値が過剰になる病気が「甲状腺中毒症」です。

「甲状腺中毒症」になると、全身の新陳代謝が過度に高まります。全身のエネルギー消費が盛んになり、全身の細胞が多くの酸素を必要とするようになります。これには活動的になったり明るくなるプラス面もあるのですが、体への負担が増すマイナス面もあります。例えば、動悸が起こり、末梢血管の血流も多くなるために、血圧が上がり、心臓への負担も大きくなります。骨から血液中にカルシウムが動員されて、骨粗鬆症《こつそしょうしょう》も進みます。

甲状腺中毒症は、大きく「甲状腺機能亢進症」「破壊性甲状腺炎」に起因します。どちらも甲状腺ホルモンが過剰で起きる病気ですが、甲状腺機能亢進症は甲状腺の活動が活発になりすぎて甲状腺ホルモンが過剰に作られることに起因し、破壊性甲状腺炎は甲状腺が破壊されて、貯蔵されていた甲状腺ホルモンが漏れ出ることに起因します。

29ページで前述したように、甲状腺にはヨードを原料に「甲状腺ホルモン」を作る働きと、それを蓄えておく働きがあります。作る働きを「工場」に、蓄える働きを「倉庫」に喩えて、わかりやすく説明しましょう。

正常な甲状腺は、工場で適切な量のホルモンを作ります（40ページ）。作ったホルモンは、倉庫（濾胞）に蓄えられています。そして、適切な量を血液のなかに出荷（放出）します。

図 5）甲状腺ホルモンの分泌（産生・貯蔵・放出）

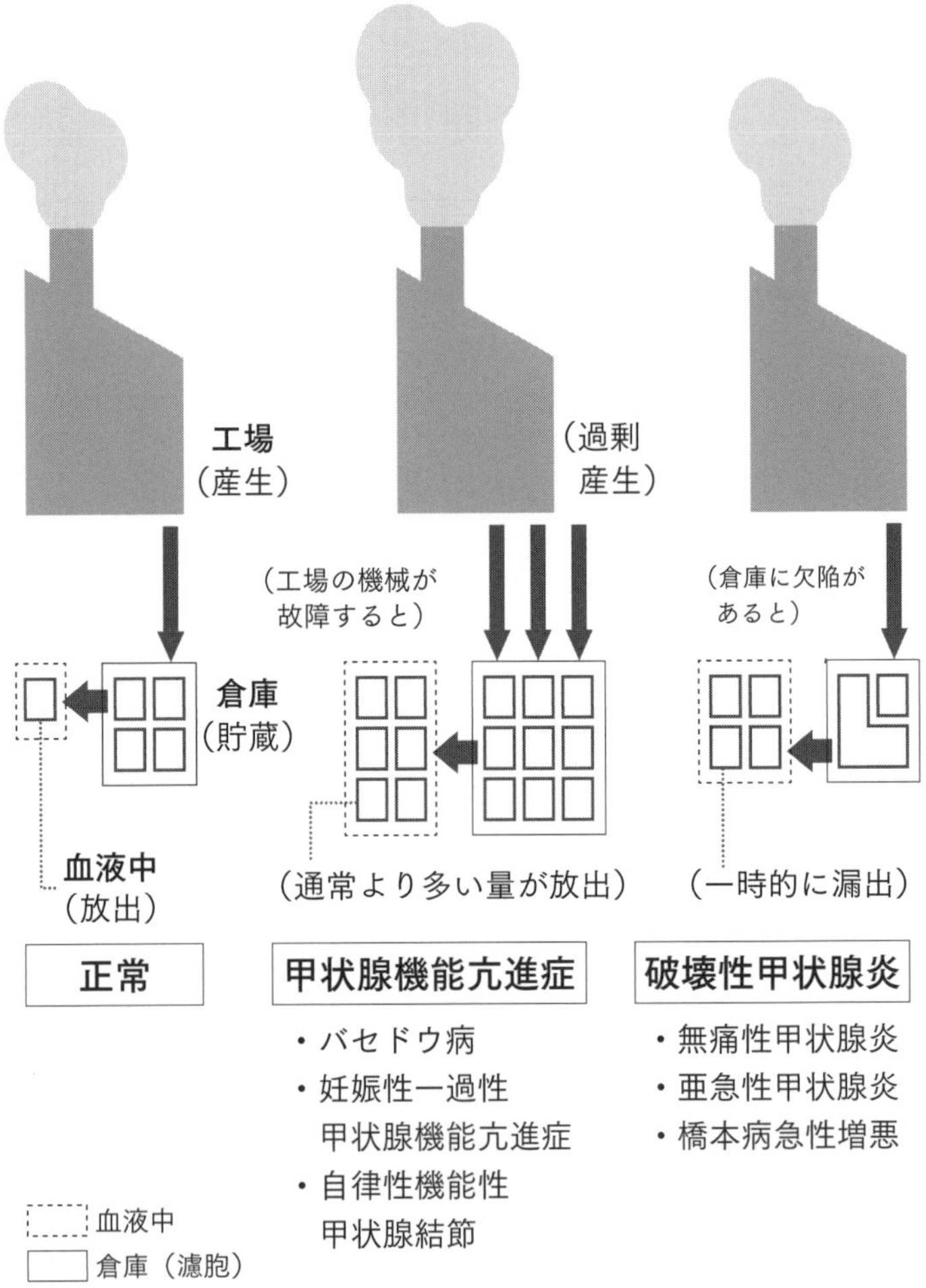

出荷されたホルモンは血流によって全身に送られ、それぞれの細胞のなかにある「甲状腺ホルモン受容体」と結びついて作用します。出荷されない備蓄用の甲状腺ホルモンは、倉庫に保存されます。通常は約2か月分の甲状腺ホルモンが倉庫に蓄えられています。

ところが、工場の機械が故障して、ホルモンを作りすぎることがあります。その結果、在庫が増えて倉庫に収まりきれなくなり、通常よりも多い量が倉庫から血液中に流れ出ていきます。これが「甲状腺機能亢進症」です。

一方、工場には異常がないのに、倉庫に欠陥があって、蓄えられたホルモンが一時的に外に漏れ出すことがあります。そのために血液中のホルモン値が高くなります。症状としては甲状腺機能亢進症と同じですが、これは違う病態で、「破壊性甲状腺炎」と言います。検査の精度が低かった昔は、「甲状腺機能亢進症」と「甲状腺中毒症」が区別されていませんでしたが、診断する上でこれは区別して考えなければなりません。

甲状腺機能亢進症

甲状腺の機能が活発になりすぎて、甲状腺ホルモンが必要以上に分泌される病気を、総

図 6）甲状腺中毒症

甲状腺機能亢進症

- バセドウ病
- 妊娠性一過性甲状腺機能亢進症
- 自律性機能性甲状腺結節
- 薬剤性甲状腺炎

破壊性甲状腺炎

- 無痛性甲状腺炎
- 亜急性甲状腺炎
- 橋本病急性増悪
- 薬剤性甲状腺炎

称して「甲状腺機能亢進症」と言います。

甲状腺機能亢進症のなかで最も患者数の多い疾患が「バセドウ病」（95ページ）ですが、その他に「妊娠性一過性甲状腺機能亢進症」（103ページ）、「自律性機能性甲状腺結節」（48ページ）があります。

ドクター甲之介のよもやま話 ❸

日本人はヨード摂取量が多い

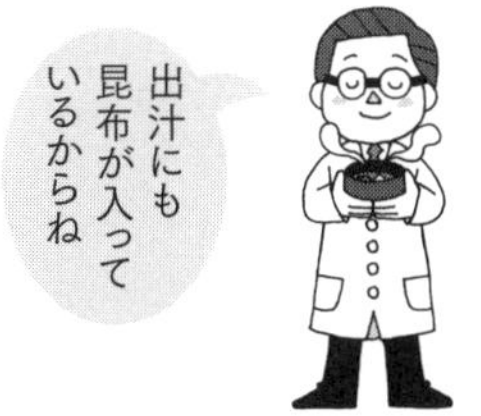

日本人の甲状腺機能亢進症はバセドウ病が多いのですが、アメリカ人は、自律性機能甲状腺結節のなかの中毒性多結節性甲状腺腫（TMNG）が多いことがわかっています。なぜ、このような違いが出るのでしょうか。

日本は海に囲まれており、海苔などの海藻が昔から食生活に多く取り入れられていました。出汁《だし》にも昆布が含まれています。つまり、もともとヨードの摂取量が、内陸部の多い国や地域よりも多いのです。

だからといって、ヨード摂取が過剰にならないかと心配する必要はありません。人の体はうまくできていて、健常者がヨードを摂りすぎても、余分なヨードは甲状腺に取り込まれない機構ができています。ヨードを過剰に摂取する日本では、たとえヨードを制限されても、不足することはないようです（ただし、世界にはヨード不足で命を落とす子どもが１年間に30万人もいると言われています）。

ヨード摂取量によってかかりやすい病気も異なります。

破壊性甲状腺炎

甲状腺に炎症などが起きたことで、濾胞が破壊されて、濾胞に貯蔵されていた甲状腺ホルモンが一時的に漏出することがあります。それが原因で血液中の甲状腺ホルモンが過剰になる病気を、総称して「破壊性甲状腺炎」と言います。

破壊性甲状腺炎には「無痛性甲状腺炎」（127ページ）、「亜急性甲状腺炎」（135ページ）、「橋本病急性増悪」（116ページ）、「薬剤性甲状腺炎」があります。

どれも甲状腺ホルモン値が高い状態なので、症状としてはバセドウ病と似ています。ただし往々にして、年単位で治療するバセドウ病に比べれば、無痛性甲状腺炎と亜急性甲状腺炎の症状の程度は軽く、しかも治るまでの期間が数か月と短いので、症状は出にくくなっています。また、破壊性甲状腺炎は、貯蔵された甲状腺ホルモンが濾胞になくなれば、逆に甲状腺低下症になる点も、バセドウ病とは違うところです。

甲状腺ホルモンが少なすぎる「甲状腺機能低下症」

血中のホルモン値が正常値よりも低い状態、つまり甲状腺ホルモンが不足している病気が「甲状腺機能低下症」です。

なんらかの原因で甲状腺機能が低下し、甲状腺ホルモンの分泌が不足すると、全身の代謝が低下します。体内にあるさまざまな臓器の働きや細胞の代謝は、甲状腺ホルモンによって活性化されているため、不足すると体のあちこちに不調が起こります。

例えば、寒がりになる、夏でもあまり汗をかかず皮膚が乾燥する、便秘になる、いつも眠くなる、気力がない、髪の毛が薄くなる、食べすぎていないのに体重が増える、体がむくむ、声がかすれる、ろれつが回らなくなり喋り方がゆっくりになるなどです。コレステロール値が高くなることもあります（もちろん、これらは甲状腺機能低下症以外の病気でもみられる症状です）。

甲状腺機能低下症を治療しないでいると、月経の間隔が短くなったり、経血の量が多くなることもあります。

また、甲状腺機能低下症のまま妊娠すると、流産の確率が高くなります（妊娠については、101ページで詳述します）。

深刻な低下症になると、乳児期の脳の成長に影響を及ぼすことも、成長期の背の伸びが悪くなることもあります。

甲状腺機能低下症のなかで最も患者数が多い病気は「橋本病」（114ページ）ですが、その他に「特発性粘液水腫《とくはつせいねんえきすいしゅ》」などもあります。特発性粘液水腫は、甲状腺は腫れず、むしろ萎縮し、甲状腺ホルモンが著しく不足している状態になります。

なお、「無痛性甲状腺炎」と「亜急性甲状腺炎」の回復期にも、甲状腺ホルモン値は低下しますが、多くは自然に治ります。これは甲状腺に一時的な炎症が起きたことで、蓄えられているホルモンが一気に血液中に流れ出て、貯蔵していた倉庫が空になるからです。そのため、炎症が治ってもしばらくはホルモンが不足した状態になるのです。

甲状腺が腫れる「甲状腺腫」

「働き」ではなく「形」が異常になる病気についても見ていきましょう。

甲状腺に異常が起こると、甲状腺が腫れることがよくあります。この腫れを「甲状腺腫」と言います。

大きく分けて「びまん性甲状腺腫」と「結節性甲状腺腫」の2種類があり、それぞれにいくつかの病気があります。

びまん性甲状腺腫

甲状腺が全体に大きくなることが「びまん性甲状腺腫」です。

その代表例が「バセドウ病」と「橋本病」です。びまん性甲状腺腫があり、中毒症があれば、「バセドウ病」や「無痛性甲状腺炎」などが疑われます。びまん性甲状腺腫があり、かつ甲状腺の働きが低下していれば「橋本病」や「無痛性甲状腺炎（回復期）」などの可能性があります。ただし、橋本病の70～80パーセントは、甲状腺機能正常です。

甲状腺に痛みを伴う「びまん性甲状腺腫」は、「亜急性甲状腺炎」を最も疑います。

結節性甲状腺腫

甲状腺の一部に、結節（しこり）ができる疾患が「結節性甲状腺腫」です。

多くの結節性甲状腺腫では、甲状腺ホルモンの分泌に異常はなく、甲状腺の働きは正常です。

ただし、なかには甲状腺ホルモンを作り過ぎる結節があり、ホルモンが出すぎるとバセドウ病のような症状が出ることがあります。このようなしこりを「自律性機能性甲状腺結節」と呼びます。

結節性甲状腺腫は、良性・悪性に分けられます。それぞれ「良性結節」と「悪性腫瘍《しゅよう》（ガン）」がありますが、圧倒的に多いのは良性です。そして、甲状腺癌の多くは進行が遅く、治療しやすいという傾向があります。良性結節と悪性腫瘍には、それぞれいくつかの病気があります（138ページ）。

〈良性結節〉

嚢胞：袋状のしこりのなかに液体が溜まった状態です。液体は黄色で透明なものから、チョコレート様、ゼリー状のものもあります。針で穿刺して吸引すれば小さくなる場合もありますが、粘度が高いと吸引できない場合もあります。

腺腫様結節：1個から数個のしこりができた状態です。

腺腫様甲状腺腫：複数のしこりができた状態です。数多くできているので、甲状腺全体が腫れたように見えることもあります。

濾胞腺腫：良性の腫瘍です。小さなものから、かなり大きなものまであります。

〈悪性腫瘍（ガン）〉

乳頭癌：濾胞細胞にできる腫瘍で、癌細胞が乳頭状に成長します。リンパ節に転移しやすい性質があります。甲状腺癌の90パーセント以上を占めます。進行が遅く、手術で治療します。ただし、きわめて稀ですが、後述する「未分化癌」に変わることがあります。

濾胞癌：濾胞細胞にできる腫瘍で、離れた臓器に転移しやすい性質があります。甲状腺癌の5～6パーセントを占めます。比較的性質のよいガンなので、手術で治療します。

低分化癌：乳頭癌、濾胞癌のなかに、低分化成分を含む癌。予後《よご》（回復の見通し）は比較的悪いですが、未分化癌よりはよいです。

髄様癌：濾胞のなかに少し存在する「傍濾胞《ぼうろほう》細胞」にできる癌です。発病は稀です。遺伝性で発生することがあります。

未分化癌：未成熟な細胞が癌化したものです。増殖が速いので、病気の進行も速く、全てのガンのなかでも最も予後が悪いガンです。早急な治療が必要ですが、発病は稀です。

悪性リンパ腫：本来はリンパ節やリンパ腺にできるガンが、甲状腺に発生したものです。橋本病から発生すると言われますが、稀です。治療が奏功します。

甲状腺の病気と妊娠の関係

甲状腺ホルモンは、妊娠に影響を及ぼし、胎児の成長にも必要なホルモンです。

橋本病になると妊娠できないとか、バセドウ病になると流産しやすいなどと言われることがありますが、適切な治療ができていればそのようなことはありません。

しかし、甲状腺機能に異常をきたすと、月経の周期が狂ったり無月経になったり、妊娠中は胎児の成長に影響を及ぼすことがあります。したがって、きちんと治療を受ける必要があります。甲状腺ホルモン値が正常であれば、妊娠も出産も可能です。

甲状腺ホルモンに異常があると、不妊になりやすいのは事実です。だから不妊外来を訪れる患者さんが治療の前に受けるスクリーニング検査のなかに、甲状腺ホルモン検査があるのです。

不妊の原因はたくさんあり、多くは産婦人科関連によるものですが、なかには産婦人科とは関連のない原因もあり、甲状腺機能低下症がその一つです。

甲状腺ホルモンが低下すると、視床下部からTRH（甲状腺刺激ホルモン放出ホルモン）が出てくることは述べましたが（33ページ）、TRH値が高くなると、下垂体から分泌される「プロラクチン（PRL）」も高くなります。プロラクチンは母乳を作るホルモンで、プロラクチンの血中濃度が高くなる状態が続く（＝高プロラクチン血症）と、不妊の原因とされています。

甲状腺機能低下症のために妊娠しにくくなっている人には、甲状腺ホルモンを補うことが不妊治療になります。

また、甲状腺ホルモンが不足したまま妊娠すると、流産しやすいと言われます。もともと免疫が正常に働かない人は流産しやすく、免疫に異常がある人は、橋本病にもなりやすいのです。しかし、橋本病そのものが流産につながるとは考えられていません。

妊娠は男性の精子と女性の卵子が結合して起こるものです。女性にとって卵子は自分の細胞なので免疫反応は起こりませんが、精子は生物学的にはまったく他人である男性のものです。つまり、受精卵の半分は他人のものなので、胎児が大きくなってくると、母体がそれを異物と感じて排除しようとし、流産につながります。

それを防ぐために、妊娠後期になると、異物を排除しようとする免疫機能が下がる、いわゆる「免疫の寛容」（異物と見なされる「抗原」に対して、免疫反応が起こらない状態）が起きるのです。

一生のうちで数回、数か月しかない妊娠後期の「免疫の寛容」という機構は、精度が高いため異常をきたしやすく、このことが女性に自己免疫疾患が多い理由とされています。

甲状腺の病気の診断は難しい

甲状腺疾患の専門クリニックや病院を訪れる患者さんの多くは、他の医療機関から紹介された人や、健康診断で異常を指摘された人です。といっても、一般の健康診断でおこなわれる血液検査に、甲状腺ホルモンの項目が含まれないことがあります。では、どこでわかるのでしょうか。

専門の医療機関でも、診察は問診と触診から始まります。そして血液検査や超音波検査も含めたさまざまな検査を経て、病気が診断されます。治療の方針と方法は、この診断結果をもとに決められます。一般の健康診断で再検査を勧められた人でも、検査してみると、まったく問題がないと診断される場合もあります。

また、検査結果が出ても医師が診断に苦慮することがあります。

甲状腺疾患の病態や甲状腺機能は、時間とともに変化するので、診断が難しいのです。したがって1回の検査では診断されず、経過をみることもあります。

仮に1回目の検査で甲状腺ホルモンの値が高かったとします。バセドウ病（95ページ）

図7）診断のフローチャート

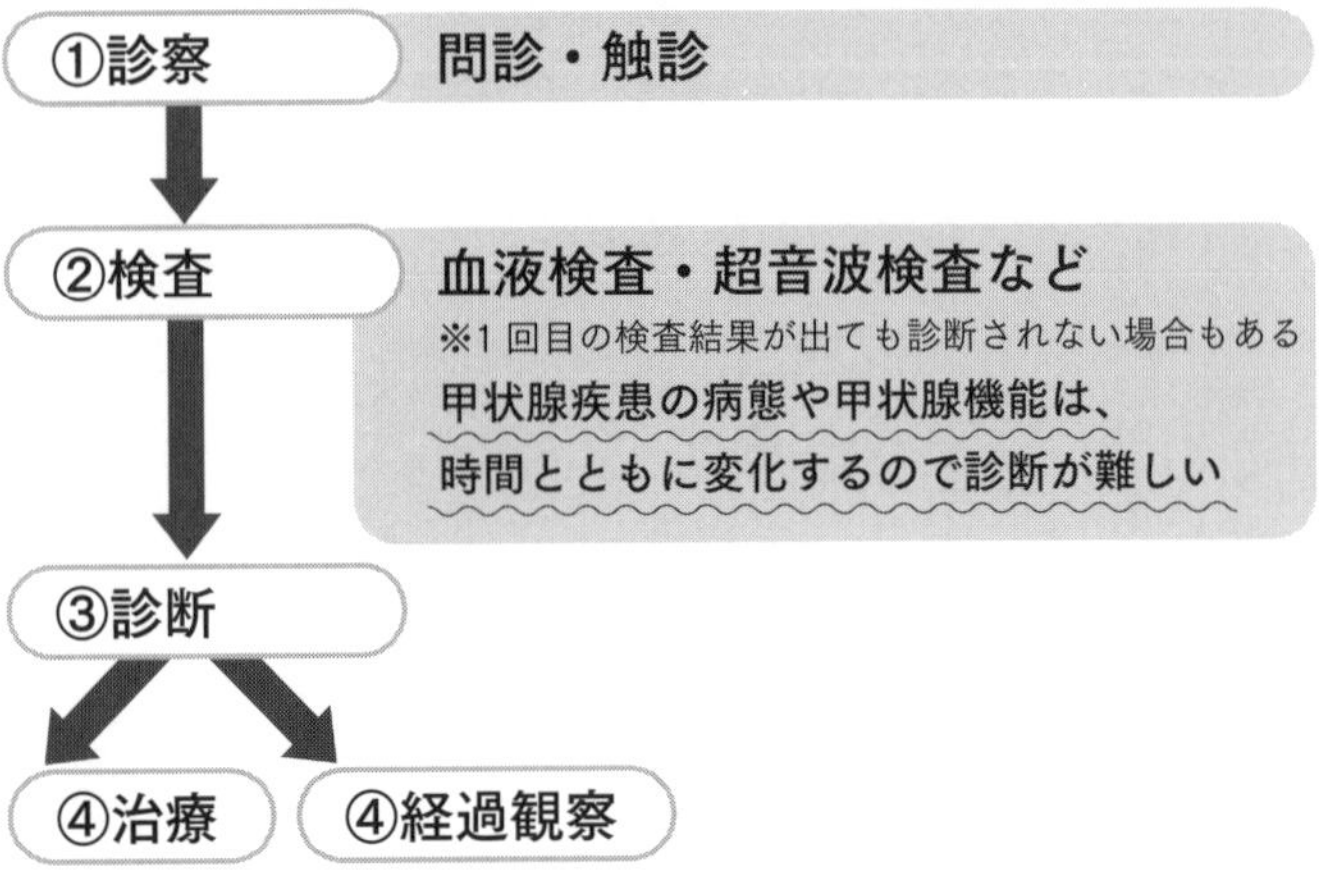

だと、バセドウ病の抗体である「抗TSH受容体抗体／TRAb（TSH receptor antibody）」が99パーセント血液中に出るはずなので、医師はほぼ診断できます。

しかし、厳密には抗体の出ないバセドウ病も1パーセントあるので、抗体だけで100パーセントの診断はできません。「無痛性甲状腺炎」（127ページ）であれば、高く出た甲状腺ホルモン値はいずれ下がってくるので、多くの場合様子をみます（ただし、早く診断するために、経過をみることなくアイソトープ検査をする場合もあります）。

無痛性甲状腺炎にもかかわらず、経過をみずにバセドウ病と思い抗甲状腺薬を服用することは、甲状腺ホルモン値が急激に下がりす

図8）無痛性甲状腺炎とTRAb陰性バセドウ病

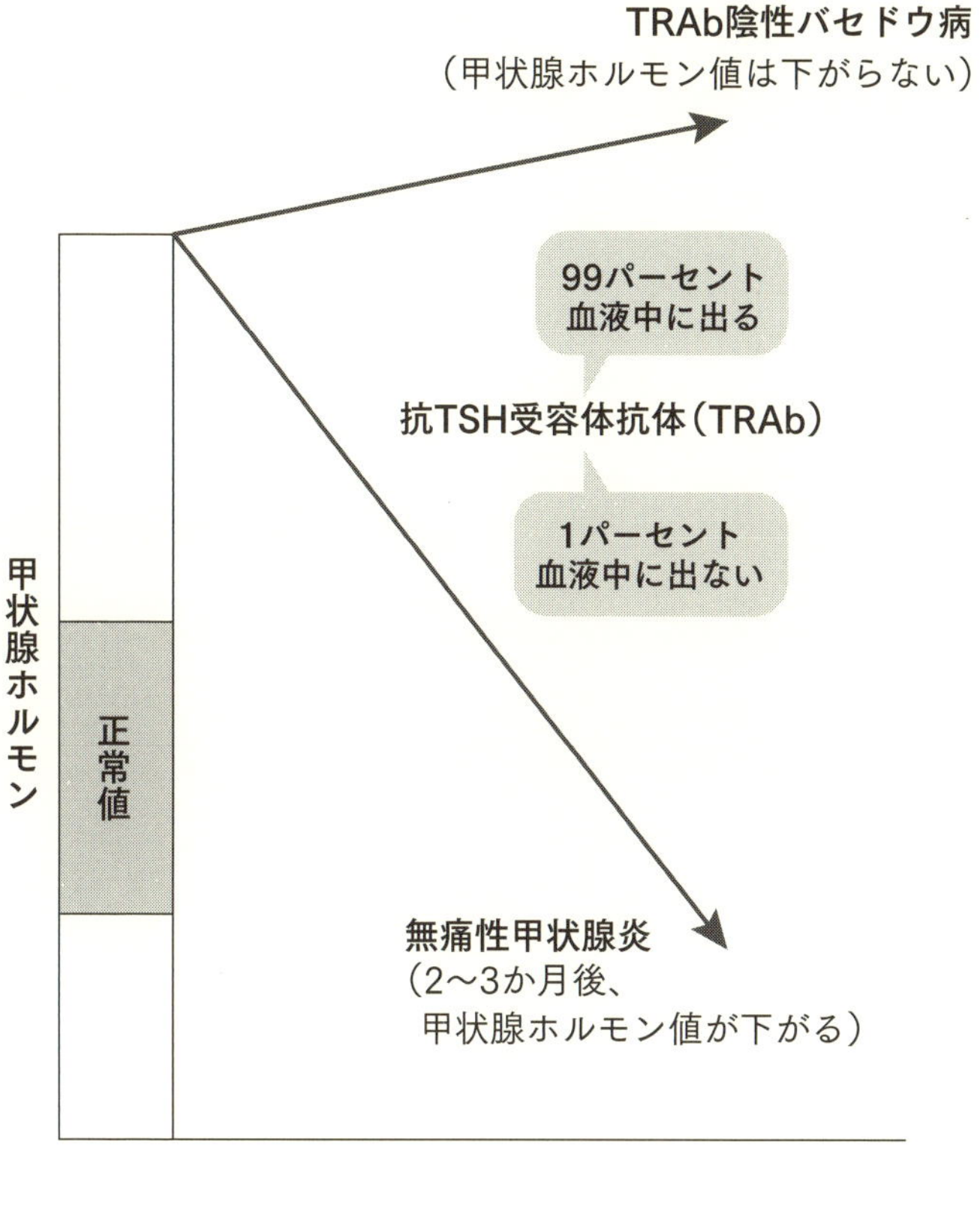

ぎて、その後本来なら自然に上がってくる（128ページ）ところが上がらなかったり、抗甲状腺薬の副作用である好中球減少症や重症肝炎などの危険を伴うこともあるので、絶対に避けなければなりません。

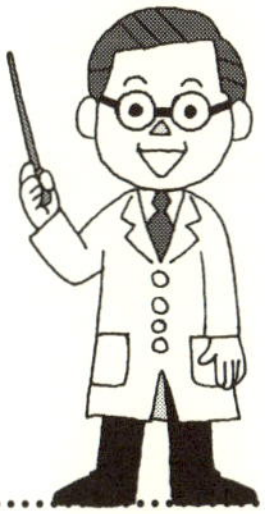

第2章

甲状腺の病気でおこなわれる検査と治療

最初は「問診」と「触診」から

甲状腺の病気にはさまざまな種類がありますが、病気が異なっても基本的な検査項目はほぼ同じです。それぞれの検査の目的と内容を知っておくと、自分の病状を理解することに役立ちます。

検査のスタートは「問診」です。問診には患者さんご自身の客観的な判断と積極的な姿勢が必要です。

問診では、次のことなどが問われます。

- **どんな症状があるか（現病歴）**
- **家族や親戚に甲状腺の病気にかかった人がいるか（家族歴）**
- **これまでに、どんな病気にかかったか（既往歴）**
- **薬による副作用があるか**
- **ヨードを過剰に摂っていないか**

できるだけ正確な情報を伝える必要がありますので、問診の前に、頭のなかで整理しておくといいでしょう。甲状腺疾患には遺伝性の病気もあるので、家族歴（両親、きょうだい、祖父母、おじ・おばなど）も聞かれます。受診する前に確かめておきましょう。

問診とともに「触診」もおこなわれます。医師が直接頸部に触れて、腫れやしこり、拍動などを調べます。受診するときは、首元を出しやすい服装にして、ネックレスやネクタイは診察前に外しておくとよいでしょう。

いくつもの検査を含んでいる「血液検査」

採血をすれば、血液中の甲状腺ホルモンと甲状腺刺激ホルモン（ＴＳＨ）の濃度がわかります。つまり、甲状腺ホルモンの過不足と、その程度がわかるのです。

サイログロブリン、甲状腺自己抗体（63ページ）も血液検査でわかります。

なお、甲状腺ホルモンなどの値については、「正常値」や「基準値」という言葉が使われます。

しかし「正常値」は、社会全体の平均値にすぎません。個々の正常値の範囲はもっと狭いものです。もしも検査結果が一般的な正常値の範囲内でも、その人には異常ということがあります。逆に、健常者の95パーセントが正常値内に入るよう設定されているため、上限下限それぞれの2・5パーセントの健常者が正常値からははずれます（95パーセントを100パーセントに近づけると正常値内に入る異常者が増えてしまいます）。正常値の範囲外にあったとしても、その人には問題がないという場合もあります。

また、「基準値」には、他の病気と区別するために設定されたものもあります。

従って、検査結果だけで判断するのではなく、病状や経過などをふまえて診断します。

それでは、血液検査についての説明です。

甲状腺ホルモン検査

まずは、血液中の甲状腺ホルモンの量です。甲状腺が「トリヨードサイロニン（T_3）」と「サイロキシン（T_4）」という2種類の甲状腺ホルモンを分泌することは1章で述べました（29ページ）。

トータルトリヨードサイロニン（総トリヨードサイロニン）／TT_3（Total

triiodothyronine)、トータルサイロキシン（総サイロキシン）／TT_4（Total thyroxine）の多くは、タンパク質と結合していますが、わずかにそれぞれ、０・３パーセント、０・０３パーセントがタンパク質と結合していない、「フリートリヨードサイロニン（遊離トリヨードサイロニン）／FT_3（Free triiodothyronine)」と「フリーサイロキシン（遊離サイロキシン）／FT_4（Free thyroxine)」です。FT_3とFT_4が甲状腺ホルモンとしての働きをしているので、血液検査では、FT_3とFT_4を調べます。

FT_3の正常値：２・３～４・０pg／ml
FT_4の正常値：０・９～１・７ng／dl
（検査方法や検査機器によって異なります）

それぞれが正常値よりも高ければ「甲状腺中毒症」が、低ければ「甲状腺機能低下症」が疑われます。

ちなみに、単位の「pg」（ピコグラム）は１兆分の１グラム、「ng」（ナノグラム）は10億分の１グラムを表します。つまり、ごくごく微量です。

甲状腺刺激ホルモン検査

甲状腺刺激ホルモン（TSH）は、甲状腺ホルモンを一定に保とうとするネガティブフィードバック（31ページ）の役割を果たしています。

甲状腺ホルモンが低下すれば、TSHは上昇し、過剰になっていればTSHは下がります。

TSHの正常値：0・5〜5・0μIU（マイクロインターナショナルユニット）／ml
（検査方法や検査機器によって異なります）

TSHでは、FT_3とFT_4のわずかな変動に敏感に反応するので、FT_3、FT_4が正常範囲のなかでも低下傾向になると、TSHは上昇します。このFT_3、FT_4ともに正常であるにもかかわらず、TSH高値の状態を潜在甲状腺機能低下症と呼びます。反対にFT_3、FT_4が正常範囲で、TSHが低い状態は、潜在性甲状腺中毒症です。

ただし、FT_3とFT_4の変化にTSHが反応するのには数週間を要するので、時間を考慮に入れた評価が必要です。例えば、FT$_3$とFT$_4$が低下していても、TSHはすぐには上がらず、TSHが正常値を示している時期があります。

腫瘍マーカーとしてのサイログロブリン

サイログロブリンとは、甲状腺の濾胞細胞（26ページ）のなかにある物質ですが、甲状腺ホルモンを合成する場になっています。

腫瘍マーカーとは言うものの、良性結節（49ページ）でも上昇するので、高値だから悪性とは限りません。

甲状腺の自己抗体検査

血液検査では、ホルモン値だけではなく、「甲状腺自己抗体」も測ります。

人間の体には、自己（自分の体の臓器や細胞）と非自己（細菌やウイルスなど）を区別し、体内に侵入した異物を非自己として排除する「免疫機能」が備わっています（34ページ）。異物（抗原）を攻撃するものが「抗体」です。
自己を非自己と間違う病態が自己免疫異常です。自己免疫異常が起きると不適切な抗体が作られ、その結果、さまざまな変化が出ます。バセドウ病や橋本病は、それが起きてしまった自己免疫疾患なのです。
言い換えれば、血液中に抗体ができていることがわかれば、症状の有無とは関係なく、自己免疫疾患の存在が確認できます。
甲状腺の自己抗体検査は、主に3種類あります。

〈抗サイログロブリン抗体（略称：TgAb）〉

「抗サイログロブリン抗体（TgAb）」は、サイログロブリンが異物（抗原）とみなされて作られる抗体です。
橋本病は陽性を示しますが、バセドウ病でも陽性になることがあります。

〈抗甲状腺ペルオキシダーゼ抗体（略称：TPOAb）〉

ペルオキシダーゼとは、甲状腺の濾胞細胞のなかにある酵素の一種で、ヨードを材料に甲状腺ホルモンが作られる際の仲立ちをします。

「抗甲状腺ペルオキシダーゼ抗体（ＴＰＯＡｂ）」は、ペルオキシダーゼが異物（抗原）とみなされて作られる抗体です。

この抗体も橋本病の診断材料となりますが、バセドウ病でも陽性になることがあります。


〈抗ＴＳＨ受容体抗体（略称：ＴＲＡｂ）〉


前述したように（62ページ）、ＴＳＨは甲状腺ホルモンを作らせるために下垂体から分泌される甲状腺刺激ホルモンです。ＴＳＨが甲状腺の細胞膜にある「ＴＳＨ受容体」に結合することで、甲状腺ホルモンが作られ分泌されるのです。

抗ＴＳＨ受容体抗体（ＴＲＡｂ）とは、ＴＳＨ受容体に対して作られた抗体です。

ＴＳＨ受容体に、本来結合するＴＳＨではなく、ＴＲＡｂが結合し甲状腺を刺激して甲状腺ホルモンが過剰に作られた病態がバセドウ病です。バセドウ病で陽性になります。

さらに詳しいことがわかる「画像検査」

画像検査をすれば、甲状腺の形態・機能などがわかります。超音波検査、CT検査、MRI検査、アイソトープ検査などがあります。

超音波検査

体の外から超音波を当てて、反射してきたエコー(反射波)を画像にして体内を調べる検査です。触診ではわかりにくい小さなしこりや病変もわかるので、早期発見に役立ちます。しこりが1個なのか複数あるのか、しこりの内側が固体(＝充実性)なのか、液体(＝嚢胞性《のうほうせい》)なのか、多くのことが画像からわかります。

頸部にゼリー状の物質を塗って、超音波を出す器具を当てながら撮影します。超音波は臓器や組織の境目で反射するので、その反射具合をコンピュータ処理して画像が作られます。例えば、エコーの反射が低いところは黒く映り、それは液体が溜まっていることを示します。

しこり内部の検査では、良性・悪性を見分けることもできます。全体の形は正円や楕円など、きれいな形をしていれば良性である可能性が高く、周囲がギザギザしていて不整形であれば悪性である可能性が高くなります。また、正常なところとしこりとの境界が区別されていれば良性の可能性が高く、あいだがぼやけていれば悪性の可能性が高いとみなされます。

患者さんへの負担がほとんどなく、放射線は使わないので、妊娠中・授乳中の人でも安心です。

CT（Computed Tomography）検査

コンピュータ断層撮影です。X線を使ったレントゲン撮影で撮った多量の画像をコンピュータで再構成し、人体の断面像を作ります。甲状腺を縦・横・斜めから見ることができ、立体画像で甲状腺の様子を確認できます。

甲状腺のしこりが悪性なのか判断するのには超音波検査よりも劣りますが、周囲の臓器への浸潤や、他の臓器に転移しているかを調べるのには有効です。X線という放射線を使うため、妊娠中・授乳中の人にはおこないません。

MRI（Magnetic Resonance Imaging）検査

「核磁気共鳴画像検査」と呼ばれます。体に磁気を当てて、共鳴した体内の水素原子を測定し、コンピュータ処理で画像にします。CT検査と同じように、断面像を見ることができます。放射線は使いませんので、妊娠中・授乳中の人もおこなえます。

エコーとCT、MRIの診断には、それぞれ長所と短所があります。表3にまとめました。

表3）各検査の特徴

	存在診断	質的診断	周囲への浸潤	遠隔転移
超音波検査	○	○	△	×
CT、MRI	○	△	○	○

アイソトープ検査（シンチグラム）

放射性同位元素（ラジオアイソトープ）を使った、核医学検査です。

ヨード（ヨウ素）は甲状腺ホルモンの材料で、体内に取り込まれたヨードは甲状腺に集まります。その性質を利用して、放射性同位元素である放射性ヨードをカプセルで服用し、ガンマカメラで放射線を測定するのが「アイソトープ検査」です。

ヨードを体内に入れて24時間経つと、健常者であればその約10~35パーセントが甲状腺に集まりますが、バセドウ病であれば40パーセント以上が集まります。

測定された画像である「シンチグラム」を見ると、ヨードを多く取り込んだところは濃く、少ししか取り込まなかったところは薄く映ります。つまり、バセドウ病であれば濃く、橋本病であれば、薄く映るのです。

ヨードの代わりにテクネシウムを使うこともあります。

なお、甲状腺癌の場合には、全身のシンチグラムを撮って、ガンの転移があるかを調べます。

放射性物質を体内に入れるのですが、体に影響のないごくわずかな量なので、被曝を心配する必要はありません。とはいえ、妊娠中・授乳中の人にはおこないません。

実際の細胞を調べる「穿刺吸引細胞診検査」

多くの甲状腺疾患は、問診と触診、血液検査と超音波検査で診断がつきますが、結節が良性なのか悪性なのかを調べるために、さらに詳しい検査をすることもあります。結節性甲状腺腫で圧倒的に多いのは「良性結節」で、「悪性腫瘍（ガン）」は少ないことは前述しました（48ページ）。

その検査が、「穿《せん》刺《し》吸《きゅう》引《いん》細胞《さいぼう》診《しん》検査」です。甲状腺に細い針を刺して細胞を吸引し、採取された細胞を顕微鏡で検査します。吸引時間は1分もかからず、患者さんへの負担の少ない検査です。

採取したい部分が奥のほうにあって、触ってもわからないほど小さな結節の場合は、超音波検査装置で位置を確認しながら、針を刺して細胞を採取します（＝超音波ガイド下穿刺吸引細胞診検査）。

この検査をすれば、乳頭癌はほぼわかります。さらに髄様癌、未分化癌、悪性リンパ腫、橋本病の診断に有効です。ただし、濾胞腺腫（良性）と濾胞癌（悪性）の見分けは難しく、必ずしもわかるものではありません。

甲状腺機能異常なら、治療の基本は「服薬」

検査によって甲状腺機能異常の病気が診断され、治療が必要と判断された場合、多くは服薬治療（薬物療法）から始まります。内服薬には大きく分けて、ホルモンの過剰分泌を抑える「抗甲状腺薬」と、ホルモンを補う「甲状腺ホルモン薬」があります。

機能亢進症には「抗甲状腺薬」

甲状腺機能亢進症の場合、甲状腺ホルモンが過剰に作られないようにする治療をおこないます。

内服薬として使われるのは、甲状腺ホルモンの分泌を抑える「抗甲状腺薬」です。抗甲状腺薬は、甲状腺ホルモンの産生と放出を抑えて、甲状腺ホルモン値を下げます。

抗甲状腺薬には、チアマゾール（ＭＭＩ／商品名「メルカゾール®」）とプロピルチオウラシル（ＰＴＵ／商品名「プロパジール®」、「チウラジール®」）があります。

薬を服用しても、すでに甲状腺で作られて貯蔵されている甲状腺ホルモンが消費され始めるのには2～3週間かかりますので、薬に即効性はありませんが、服用し始めて2～3か月ほどで症状は改善します。けれども、そこで薬を中断すると、もとに戻ってしまうので、薬は徐々に減らしていくことになります。

〈抗甲状腺薬の副作用〉

抗甲状腺薬によって、白血球のなかの好中球が低下する「好中球減少症」になることがあります。好中球には、外部から侵入した細菌などを防御する役割があります。これが極端に低下すると、感染に無防備になり、高熱・咽頭痛が出ます。

抗甲状腺薬を服用して高熱や咽頭痛が出たら、すぐに検査を受け、好中球減少症がないか確認する必要があります。もしも好中球減少症であれば、ただちに薬を中止して主治医に相談してください。入院治療が必要になります。ただし、発症の割合は５００〜１００0人に１人とわずかです。高熱・咽頭痛があっても実際には白血球と好中球の減少はなく、風邪である場合がほとんどです。

肝機能異常を起こすことがありますが、重篤になると入院治療が必要です。眼球結膜や皮膚が黄色くなる黄疸《おうだん》が出たら、薬を中止して主治医に相談してください。

ときに見られるのが、発疹です。発疹が出た場合には、抗アレルギー剤を併用してなんとか乗り切ってもらいたいと思うのですが、乗り切れなければ抗甲状腺薬の種類（72ページ）を変更したり、その他の治療法（98ページ）に切り替えることもあります。

その他に、筋肉痛、関節痛、血尿、低血糖などが稀《まれ》に出ます。いずれの場合も主治医に連絡してください。

抗甲状腺薬が奏功すると、減った体重がもとに戻る、甲状腺が大きくなる、筋肉がひきつれる、毛髪が抜けやすくなることがあります。高かった甲状腺ホルモン値が改善されたときの症状です。

機能低下症には「甲状腺ホルモン薬」

甲状腺機能低下症の場合、甲状腺ホルモンの不足分を薬で補う服薬治療がおこなわれます。甲状腺ホルモンを作る細胞を増やすなど、作る力を回復させる根本的な治療はできません。あくまでも甲状腺ホルモンの補充です。

使われる薬は、甲状腺ホルモン薬のレボチロキシンナトリウム（LT_4／商品名「チラーヂンS®」）です。適量は人によって異なり、服用量は血液検査の結果をもとに決められます。

適量を服用していれば、副作用はほとんどありません。「薬」といっても、もともと体の内部で作られている物質だからです。

ただし、甲状腺ホルモンが著しく不足している場合や、高齢者、心臓に異常のある人の場合は、心臓に負担がかかりすぎます。そのような人には、少量から始めて少しずつ増やしていきます。

甲状腺ホルモン薬は、他の薬と一緒に服用して問題ありません。ただし、貧血の治療薬や胃腸薬のなかには、甲状腺ホルモン薬の吸収を阻害するものがありますので、その場合は時間をあける必要があります（152ページ）。

薬を服用し始めて2週間ぐらいで、甲状腺ホルモン濃度が正常になって症状が薄れていくことを感じられるケースが少なくありませんが、人によっては半年かかることもあります。薬は少量から始め、徐々に増やしながら適量が決まります。

橋本病でホルモン薬を服用し始めた場合、症状が治まったとしても、それは薬が甲状腺ホルモン値を正常に維持させているからであり、自己免疫異常で破壊された甲状腺組織がもとに戻ってはいないので、症状がなくなったからといって自己判断で薬を中止することは、決してすべきではありません。

なお、結節性甲状腺腫に対しても、ホルモン剤が使われることがあります。

甲状腺刺激ホルモン（TSH）が甲状腺を刺激することで甲状腺ホルモンが分泌されることは述べましたが（33ページ）、TSHの刺激が結節を増大させてしまうことがあります。そこで甲状腺ホルモンを補充することで、「甲状腺ホルモンの分泌量は充分」と脳に判断させ、TSHの分泌を抑えます。それによって結節が大きくなることを防止することができます。

ただし、甲状腺ホルモン値がわずかながら高い状態になるので、長期で服用する場合には骨粗鬆症、動脈硬化症、虚血性心疾患などを悪化させる恐れがあります。

バセドウ病や悪性腫瘍でおこなう「放射性ヨード治療」

「放射性ヨード治療」は、バセドウ病で抗甲状腺薬があまり効かなかったり、副作用が強かった場合や自律性機能性甲状腺結節（48ページ）、悪性腫瘍に対しておこなわれます。放射性ヨードはアイソトープ検査（69ページ）に使われるものですが、治療にも使います。検査と同様に、体のなかに入ったヨードが甲状腺に集まる性質を利用します。

放射性ヨード治療では、ヨード131というアイソトープを入れたカプセルを服用します。ヨード131は甲状腺に集まりβ（ベータ）線を放ち、このβ線が甲状腺の細胞を破壊します。

β線は到達距離が短く、甲状腺以外の臓器にはほとんど届きません。そして極めて微弱なので、危険はほぼありません。

〈バセドウ病の場合〉

放射性ヨードで甲状腺細胞の一部を破壊することによって、甲状腺機能を抑えます。使われる放射線は、悪性腫瘍に使われる量に比べると、はるかに少ない量です。

ヨード131の作用はゆっくりなので、甲状腺ホルモン値が変化するまでには約1～2か月、効果が現れるまでには約半年間かかります。

〈悪性腫瘍の場合〉

手術で甲状腺を肉眼的に全摘（すべて取り除くこと）しても、顕微鏡学的にはわずかな甲状腺細胞が残ります。このわずかな甲状腺細胞を、1回目の放射性ヨード治療で破壊し、正常な甲状腺組織とわずかに残っているかもしれない悪性細胞を体からなくします。

2回目以降の放射性ヨードは、正常な甲状腺組織がないために、肺や骨などの転移先に取り込まれます。取り込みが認められれば、甲状腺癌の転移と診断し、次は大量の放射性ヨードを投与して、転移した癌細胞を破壊します。経過によっては、複数回おこなうこともあります。

放射線ヨード治療には厳格な法規制があるため、この治療をおこなう医療機関は限られています。

放射線治療なので、妊娠中・授乳中の女性にはおこなわれません。小児もまた、影響が不明なのでおこなわれません。

嚢胞を小さくする「経皮的エタノール注入療法」

あまりにも嚢胞が大きくなったときには、「穿刺排液療法」をおこないます。嚢胞のなかに溜まった液体を、注射器で吸引します。

しかし、排液して吸引療法で小さくなった嚢胞が、くり返し大きくなることがあります。その場合には、「経皮的エタノール注入療法」がおこなわれます。エタノールはアルコールの一種ですが、細胞のタンパク質を固める性質があるので、注射器で注入して、嚢胞の組織を固定させます。嚢胞の組織は壊死《えし》しますが、嚢胞のなかに液体がそれ以上たまることを防止します。

手術と違って体にメスを入れずにすみ、安全性の高い治療法です。ただし嚢胞が大きいと、一度で効果が得られないこともあり、くり返しておこなう場合もあります。
また、甲状腺ホルモンを分泌する結節（自律性機能性甲状腺結節）（48ページ）に対してもおこなわれます。

バセドウ病や結節性甲状腺腫でおこなう「手術」

抗甲状腺薬に効果がない人や、副作用が出た人で、妊娠などの理由で放射性ヨード治療ができない場合、結節性甲状腺腫などの合併症がある場合には、バセドウ病に対する手術がおこなわれます。

バセドウ病の場合は、全摘を原則としています。全摘すると、甲状腺ホルモンは産生されないので、甲状腺ホルモン薬（74ページ）を服用することになりますが、安価で副作用の少ない薬です。

良性結節の手術は、基本的に結節が大きくなりすぎたときです。例えば、結節が胸のほうにまで垂れ下がる「縦隔内《じゅうかくない》甲状腺腫」など、周囲の組織を圧迫して支障が生じた場合、また、結節の大きさが4～5センチメートルを超えたとき、外見上も目立つため、取り除きたいとご本人が願う場合です。

結節が良性か悪性か判断しにくい場合も、手術をすることがあります。例えば悪性腫瘍である濾胞癌は、画像検査や細胞診検査では良性と区別ができないため（71ページ）、悪性腫瘍の可能性が否定できないのです。

結節自身が甲状腺ホルモンを産生して機能が亢進する「自律性機能性甲状腺結節」（48ページ）も手術をすることがあります。

悪性腫瘍のなかで最も頻度の高い甲状腺乳頭癌の場合には、服薬などではなく、手術が第一選択の治療となります。「腫瘍径が1センチメートル以下で極めて悪性度が低い」（超低リスク群）時はすぐに手術はせず、経過をみていくことがあります。「悪性度が低い」（低リスク群）（144ページ）と判断された場合には、片葉切除（甲状腺の峡部を含めて片側を切り取ること）をおこないます。「悪性度が高い」（高リスク群）（145ページ）場合には、甲状腺を全部摘出します。「低リスク群」「高リスク群」の中間群は、病態に応じた術式が決められます。いずれにしても、併せてその病状に応じたリンパ節郭清術《かくせい》（リンパ節を切り取ること）をおこないます。

手術は頸部のつけ根近くのしわに沿う形でメスを入れ、甲状腺を摘出します。手術は1～2時間で、1週間程度の入院が必要です。

手術の合併症

甲状腺を全部摘出すると、甲状腺機能低下症に陥ることは避けられません。また手術は、わずかながら合併症を伴います。

主な合併症は、以下のとおりです。

一つ目は「術後出血」です。甲状腺には血管が多く通っているので、出血しやすいのです。出血が止まらなければ、稀に止血のための再手術をすることがあります。

二つ目は「反回神経麻痺」です。甲状腺の裏には「反回神経」が2本走っていますが、この反回神経が傷つくと声帯が動かなくなり、声がかすれるなどの症状が現れます。これが反回神経麻痺ですが、ほとんどの症状は一時的でもとに戻ります。ただし2本とも働かなくなると、声帯が動かなくなり息ができなくなるため、気管切開が必要になります。

三つ目は「副甲状腺機能低下症」です。副甲状腺（28ページ）は切除せずに残しておきたいものですが、甲状腺のなかに埋まっている副甲状腺もあるので、一緒に切除されることがあります。切除された副甲状腺は、手術中筋肉内に移植します。副甲状腺は血液中のカルシウム濃度を調整しているので、副甲状腺機能低下症になると、血中カルシウムが不足し、手足が痺《しび》れ、顔がこわばることもあります。カルシウム製剤やビタミンD製剤を服用することで、症状は改善します。

手術後の服薬

甲状腺の一部を残す手術を受けたのであれば、残った甲状腺から甲状腺ホルモンが分泌されるので、健常者とあまり変わらない状態を維持できます。

ただし、甲状腺ホルモンの分泌が少なくなり、その影響で甲状腺刺激ホルモン（TSH）が上昇すれば、甲状腺ホルモン薬を服用しなければなりません。

甲状腺のすべてを取り除く全摘手術を受けたのであれば、甲状腺ホルモン薬を服用して甲状腺ホルモンを維持することになります。

悪性腫瘍には「放射線治療」「抗ガン剤」「分子標的薬」

悪性リンパ腫や進行が速く悪性度の高い未分化癌には、「放射線外照射療法」や「抗ガン剤治療」がおこなわれます。

未分化癌は急速に大きくなり、他の臓器に転移しやすいので、再発と転移を防ぐために、可能であれば、手術で甲状腺を全摘した後に「放射線治療」や「抗ガン剤」「分子標的薬」を使います。

ただし、発見されたときにはすでに進行していて、手術できない場合もあります。

放射線外照射療法は、放射線を頸部の外から照射してガン細胞を死滅させる療法です。手術でガン細胞を取り切れなかったとき、転移した恐れがある場合には、抗ガン剤を使います。抗ガン剤の種類は、腫瘍の性質によって選択します。

分子標的薬は、ガン細胞が増えるときに出す信号と、増えるために新しい血管を作ろうとするタンパク質を阻害します。従来の抗ガン剤と違って、正常な細胞を攻撃することが少ない薬です。放射性ヨード治療の効果がなかった場合などに使われます。

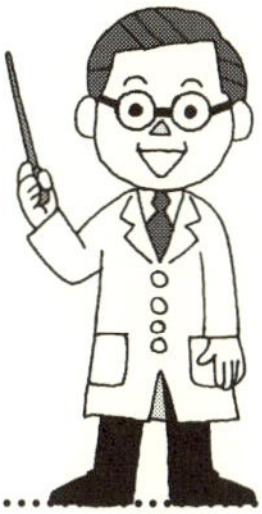

第 3 章

症例で知る甲状腺の主な病気

本章では、甲状腺疾患で多くみられる7種類の病気について、症例をもとに、症状の特徴、診断のポイント、治療方法などについて解説します。

また、それぞれの症例は患者さんのケースのいくつかをわかりやすくまとめたもので、特定の患者さんの実例ではありません。

甲状腺機能亢進症「バセドウ病」

症例❶ 疲れやすくなり、体重が減ったAさん

Aさん（20代女性）は保険会社に勤める、いわゆる保険外交員です。毎日のように顧客の会社に足繁く通い、精力的に営業をしています。

ところが3か月ほど前から、疲れやすさを覚えるようになりました。坂を駆け上がってもいないのに、動悸がします。そして階段を昇ると、息切れがいっそうひどくなりました。

「疲れがたまっているのかしら」

そう思ったAさんは栄養ドリンクを飲み、体をほぐそうとスポーツクラブでヨガのレッスンに出るように心がけました。けれども疲れやすさは取れません。そればかりか、手が震えるようになり、さらに以前よりも汗をかきやすくなってしまい、顧客と会うのに気が引けるほどになりました。

何かの病気かもしれないと思い、社内にある診療所で診察を受けたところ、頸部の腫れを指摘され、血液検査を受けてみると甲状腺ホルモンが高い値を示しており、甲状腺疾患専門の医療機関に行くようにとアドバイスされました。

脈拍を測ると毎分１２０回あります。通常は70～90回程度なので、ずいぶん速いことになります。

話によると、就職後はよく歩くせいか食欲が増して太っていったが、最近も同じぐらい食べ続けているのに体重が8キログラムも減ったとか。また、以前は便秘気味だったのが、それが解消してきたという変化もありました。それについては嬉しく思っているものの、他のさまざまな変化を考え合わせると、素直に喜んでいいのか一抹の不安を覚えていました。

【検査と診断】

血液検査の結果、甲状腺ホルモン値が高く、いわゆる甲状腺中毒症と診断されました。甲状腺機能亢進症のバセドウ病か、破壊性甲状腺炎の無痛性甲状腺炎などが疑われます。

血液中にある抗体の量を調べる抗体検査では、「抗TSH受容体抗体（TRAb）」が陽性でした。これは、間違って作られたTRAbが、TSH受容体を攻撃（刺激）して、甲状腺機能を亢進させていることを意味します。Aさんは自己免疫疾患のバセドウ病であることがほぼわかりました（ただし、無痛性甲状腺炎の初期とは判別が難しい場合もあります）。

さらに超音波検査をしたところ、びまん性甲状腺腫（47ページ）と血流亢進（甲状腺内の血流量が増えていること）を認めました。

Aさんは「確からしいバセドウ病」と診断されました。

バセドウ病の診断は、日本甲状腺学会が出している診断ガイドラインに照らし合わせておこないます（89〜90ページ）。

バセドウ病の診断ガイドライン

a）臨床所見

1. 頻脈、体重減少、手指振戦、発汗増加等の甲状腺中毒症所見
2. びまん性甲状腺腫大
3. 眼球突出または特有の眼症状

b）検査所見

1. 遊離T_4、遊離T_3のいずれか一方または両方高値
2. TSH低値（0・1μU/ml以下）
3. 抗TSH受容体抗体（TRAb、TBII）陽性、または刺激抗体（TSAb）陽性
4. 放射性ヨード（またはテクネシウム）甲状腺摂取率高値、シンチグラフィでびまん性

1）バセドウ病

a）の1つ以上に加えて、b）の4つを有するもの

2）確からしいバセドウ病

a）の1つ以上に加えて、b）の1、2、3を有するもの

3）バセドウ病の疑い

a）の1つ以上に加えて、b）の1と2を有し、遊離T$_4$、遊離T$_3$高値が3か月以上続くもの

【付記】

1. コレステロール低値、アルカリフォスターゼ高値を示すことが多い。
2. 遊離T$_4$が正常で遊離T$_3$のみが高値の場合が稀にある。
3. 眼症状がありTRAbまたはTSAb陽性であるが、遊離T$_4$およびTSHが正常の例はeuthyroid Graves' diseaseまたはeuthyroid ophthalmopathyといわれる。
4. 高齢者の場合、臨床症状が乏しく、甲状腺腫が明らかでないことが多いので注意をする。
5. 小児では学力低下、身長促進、落ち着きの無さ等を認める。
6. 遊離T$_3$（pg／ml）／遊離T$_4$（ng／dl）比は無痛性甲状腺炎の除外に参考となる。
7. 甲状腺血流測定・尿中ヨウ素の測定が無痛性甲状腺炎との鑑別に有用である。

表の診断基準のなかで、ｂ）検査所見の３番目に出てくるＴＳＡｂは、ＴＲＡｂと目的は同じですが、測定方法が異なるもので、ＴＲＡｂの代わりに測定されることがあります。

なお、ｂ）検査所見の４番目に「シンチグラフィ」が出てきますが、この検査は放射性物質を使うので、施設基準が厳しいためどこの医療機関でもできるわけでなく、一般的にはおこなわれません。そこで、１〜３が当てはまった場合を「確からしいバセドウ病」とし、この時点で治療を開始します。

中毒症がわかった時点で、バセドウ病か他の中毒症なのかを見極めることが困難な場合は、放射性ヨード検査で診断します。

Ａさんには抗ＴＳＨ受容体抗体が出ていたので、アイソトープ検査をせずに、「確からしいバセドウ病」と診断されました。

甲状腺ホルモンが過剰に分泌されていると、安静にしていても活発に動いている状態と同じようにエネルギーを消費するので、Ａさんが疲れやすくなったのは当然です。体重が減ったのは、全身のエネルギー消費量が高くなったことで食欲が増したものの、それ以上にエネルギー消費量が上回ったからです。胃腸の動きも活発になったため、通常の人なら軟便・下痢になるところが、もともと便秘気味だったAさんには、それが解消したように思えたのでした。

【治療と結果】

Aさんは服薬治療を開始しました。

甲状腺ホルモン値を正常に戻すことを目標に、まずは毎日充分な量の抗甲状腺薬（71ページ）を2週間服薬しました。「メルカゾール®」（プロパジールも同じ作用の薬）です。

この薬には、稀に副作用が現れます。好中球減少症、肝機能障害、関節痛、筋肉痛、かゆみ、皮疹などです。好中球は、細菌を抑制してくれるので、好中球が減少すると細菌感染を起こし、風邪と同じような高熱・咽頭痛（72ページ）などの症状が出現します。

肝細胞が著しく障害され、黄疸などの出現する重症肝炎が起きることもあります。入院しなければならないほど危険な状態になります。どちらも2～3か月以内に起きやすいため、そのあいだ原則として2週間に1回血液検査をおこないます。

Aさんも2週間に1回受診しましたが、幸い副作用は現れませんでした。

当初は「メルカゾール®」を1日3錠服用しましたが、少しずつ減らしていき、2日に

1錠にしても半年間悪化しないことを確認し、治療開始から1年6か月して抗甲状腺薬を中止しました。

残念ながら、バセドウ病は治る病気ではありません。病気が治って（＝治癒）薬を止めるのではなく、薬を減らしていき、薬なしでもいい状態（＝寛解）にすることを目指します。Aさんが服薬した1年半という期間は標準的ですが、早い人は1か月で甲状腺ホルモンが正常値になる一方、10年間服薬して寛解しない人もいます。

薬で寛解しなければ、手術、あるいは放射性ヨード治療をおこなう場合もありますが、Aさんは薬だけで寛解し、再燃はしていません。

図 9）バセドウ病の治療の手順

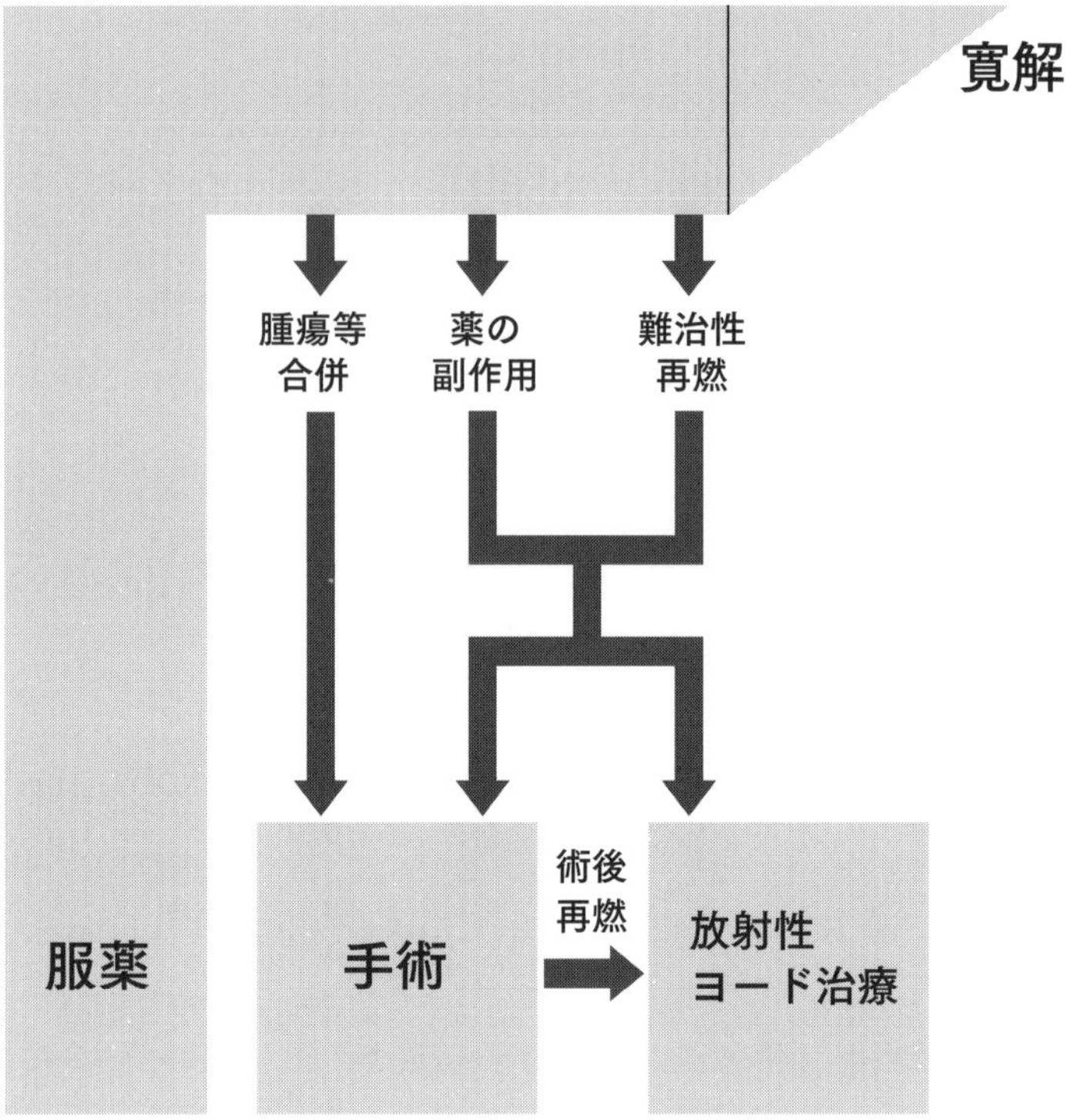

バセドウ病とは

バセドウ病は、甲状腺中毒症（38ページ）のなかで患者数が最も多い病気です。自己免疫疾患（34ページ）で、体の免疫システムが異常を起した結果として、甲状腺を刺激する「抗ＴＳＨ受容体抗体／ＴＲＡｂ（TSH receptor antibody)」が出現することが原因とされます。健常者の甲状腺ホルモンは甲状腺刺激ホルモン（ＴＳＨ）がコントロールしますが、バセドウ病になると抗ＴＳＨ受容体抗体がＴＳＨに代わって甲状腺に刺激を与え続けることで、甲状腺ホルモンが過剰に分泌されます。

甲状腺疾患はもともと女性に多いのですが、バセドウ病は特に女性が多く、また若い人に多いことが特徴です。「動悸《どうき》・頻脈《ひんみゃく》」「頸部の腫れ」「眼の変化」が主な症状です。

一般的には、表４（96ページ）のような症状がみられます。ただし、高齢者になると、目に見えるような症状が出ないことがあります。

表4）バセドウ病で現れる症状

全身症状	動悸　頻脈　頸部の腫れ　疲れやすい 体重減少　暑がり
眼の症状	眼球突出 眼瞼《がんけん》後退（瞼がつり上がり見開いたような眼） 複視（物が二重に見える） 角膜潰瘍《かいよう》（角膜に傷がつく）
神経・精神症状	手指の震え　精神不安
消化器症状	空腹感　下痢
皮膚症状	多汗　掻痒《そうよう》感

バセドウ病の寛解

完治することがないバセドウ病の治療の目標は、病気を治すことではなく、甲状腺ホルモン値を正常にして、日常生活を送れるようにすることです。薬を服用しなくても甲状腺ホルモン値を正常に保つことができれば、「寛解」とみなされます。

「バセドウ病になって治療を開始するまでの期間が短い」「甲状腺の腫れが小さい」「TRAb、TSAbの値が高くなく、服薬で下がってから上昇していない」の条件を満たしている患者さんは、寛解しやすいと言えます。

バセドウ病の主な治療法

バセドウ病の人には、甲状腺ホルモンが過剰に分泌されないようにする治療をおこないます。服薬（抗甲状腺薬、またはヨード薬）、放射性ヨード治療（76ページ）、手術（79ページ）が主な方法です。

どの治療法を選ぶかは症状・年齢などによって変わりますが、原則としては表5（98ページ）のとおりです。それぞれの利点・欠点を見比べて判断します。

〈服薬治療〉

バセドウ病で使われる薬は、甲状腺ホルモンの分泌を抑える「抗甲状腺薬」（71ページ）です。その他に、症状を和らげる薬や、合併症の治療薬が処方される場合もあります。

抗甲状腺薬には、チアマゾール（MMI／商品名「メルカゾール®」）とプロピルチオウラシル（PTU／商品名「プロパジール®」、「チウラジール®」）があります。

表5）バセドウ病の主な治療法

	抗甲状腺薬	放射性ヨード（アイソトープ）治療	手術（甲状腺摘出手術）
適している人	あらゆる年齢層 ●薬をきちんと服用できる人 ●甲状腺の腫れが小さい人	小児（18歳以下）、妊婦・授乳婦以外の人で、 ●薬で副作用が出る人 ●薬で治りにくい人 ●早く治したい人 ●忙しくて通院困難な人 ●近い将来（1年以内）妊娠予定のない人 甲状腺の腫れが小さい人	●薬で副作用が出る人 ●薬で治りにくい人 ●忙しくて通院困難な人 ●甲状腺の腫れが大きい人 ●結節性甲状腺腫を合併している人
利点	通院しながら治療が可能	薬より短期間に治る 副作用や合併症がない 効果が出れば再燃しにくい	より早く治る 再燃しにくい
欠点	治りきるまでに時間がかかる 治療を止めた後、再燃することがある 副作用の心配がある	効果が出るまで1年前後かかる 甲状腺機能低下になることがある 入院を要する場合がある	傷跡が残る 甲状腺機能低下になることがある 入院を要する 手術・麻酔に伴う合併症が起こる場合がある

出典：『実地医家のための甲状腺疾患診療の手引き―伊藤病院・大須診療所式―』（全日本病院出版会）より一部改変

〈ヨウ化カリウムの服用〉

健常者であっても、甲状腺ホルモンの材料となるヨードを過剰に摂取したときには、甲状腺ホルモンの分泌が一時的に抑えられ、甲状腺ホルモン値が低下します（＝ウォルフチャイコフ現象）。しかし、健常者は2週間程度で、甲状腺ホルモン値が低下する現象からもとに戻ります（＝エスケープ現象）。

ところがバセドウ病など甲状腺に病気のある人にはエスケープ現象が起こらず、甲状腺機能が低下したままになることがあります。低下したままでもとに戻らない現象を利用して、軽症バセドウ病に対し、ヨウ化カリウムの長期間服用により、甲状腺機能亢進症を抑えることがあります。

なお、ヨウ化カリウムは、服用当初は甲状腺ホルモンを下げるように働いても、途中で効果がなくなることがあります。抗甲状腺薬で副作用が現れたときに、副作用の少ないヨウ化カリウムに切り替えて、副作用が治るまでのあいだ、短期間使用することがあります。

〈服薬から「放射性ヨード治療」や「手術」に切り替える場合〉

服薬しても効果がなかなか現れない場合、そのまま抗甲状腺薬を服用し続けるという選択肢もありますが、手術や放射性ヨード治療に切り替える手段もあります。

抗甲状腺薬で好中球減少症や重篤な肝機能異常が出た場合、両方（ＭＭＩとＰＴＵ）の抗甲状腺薬で副作用が出て内服治療が困難になった場合も、手術や放射性ヨード治療を選択することになります。

副作用が出なくても、薬が効きにくい、甲状腺腫が目立つほど大きい、合併症があって早く治す必要がある場合、なんらかの理由で通院が難しくなった場合なども、手術や放射性ヨード治療に切り替えることがあります。


〈服薬から放射性ヨード治療、手術に切り替える場合、どちらを選ぶか〉


放射性ヨード治療は、放射性物質を用いるので、妊娠中、授乳中の人は使えません。バセドウ病眼症のある人は悪化することがありますので、なるべくおこないません。

また、おこなえる施設も限られています。

手術治療は、放射性ヨード治療ができない人、あるいは甲状腺癌などを合併している人におこなわれます。手術に耐えられない合併症があったり、手術後の傷跡を気にする人には不向きです。

いずれも甲状腺治療薬を中止するのを目的とするので、甲状腺機能低下になることもありますが、この場合は甲状腺ホルモン薬で補うことができます。

バセドウ病と妊娠・出産

バセドウ病の人も、妊娠・出産はできます。

ただし、甲状腺機能が亢進しているときに妊娠すると、胎児の発育に影響があり、流産や早産の可能性が高まります。バセドウ病の患者さんは、甲状腺ホルモン値が正常値になるまで妊娠をしないほうが安全です。

非常に稀ですが、抗甲状腺薬のチアマゾール（商品名「メルカゾール®」）で、器官形成期（妊娠5〜12週）の胎児に頭皮欠損症などの奇形が生じたという報告もあります。妊娠を希望している人は、プロピルチオウラシル（商品名「プロパジール®」、「チウラジール®」）に薬を替えます。抗甲状腺薬を服用しないでの妊娠を希望するときは、前もって手術や放射性ヨード治療をおこなっておきます。

なお、バセドウ病があるからという理由で、人工中絶を検討するようなことはすべきでありません。人工中絶によって、甲状腺機能の急激な悪化を招く可能性もあります。

バセドウ病の原因と考えられる自己抗体の抗ＴＳＨ受容体抗体（ＴＲＡｂ）は、胎盤を通過して胎児に移行します。そのため、バセドウ病ではない胎児も、母親のＴＲＡｂによって甲状腺機能亢進状態になります。ただし、抗甲状腺薬も胎盤を通過するので、胎児の甲状腺機能亢進症も治療されていることになります。

ところが、母体の甲状腺ホルモンを正常にする薬の量では、胎児にとっては多すぎるので、胎児の甲状腺が完成する妊娠20週以前は、母体の甲状腺機能が正常になるように抗甲状腺薬を服用し、20週以降は胎児を優先させて、母体の甲状腺ホルモン値が正常値内で高めに推移するように調整します。

服用された薬は、妊娠中も中止しないことが大切ですが、妊娠の中期・後期になると「免疫の寛容」（52ページ）が起こり、バセドウ病の勢いが軽くなり、薬を減量、または中止できる場合もあります。

ただし、病気そのものが治ってはいないので、出産後にバセドウ病が悪化することがあります。胎児を守るための代償とも言えます。

なお、健康な人も含めて、妊娠10～20週頃には、バセドウ病の発症を思わせる甲状腺機能亢進状態になることがあります。これはヒト絨毛性《じゅうもうせい》ゴナドトロピン（ＴＳＨと似た構造を持つ）が多量に作られ、甲状腺が刺激される「妊娠性一過性甲状腺機能亢進」で、15～20週ぐらいになれば治ります。

〈出産後の注意点〉

生まれたばかりの赤ちゃんの血液中には、母親からの抗ＴＳＨ受容体抗体（ＴＲＡｂ）と薬が、少しのあいだ残ります。母親のＴＲＡｂがあまりに高い場合は、赤ちゃんは一時的に甲状腺機能亢進症になり、これは「新生児バセドウ病」と呼ばれます。ＴＲＡｂが消失する前に母親の胎内で受けていた薬がなくなるため、甲状腺ホルモン値が高くなり、脈が速く、不穏な状態になります。程度によっては小児科の医師による治療が必要ですが、この症状は後に残るものではありません。

母親は産後、「免疫の寛容」がなくなりバセドウ病が悪化する場合があります。一方、無痛性甲状腺炎（１２７ページ）にもかかりやすくなり、甲状腺ホルモンの検査だけではバセドウ病の悪化と区別できないことがあります。自覚症状がないこともあるので、特に産後２～６か月は注意が必要です。

授乳する場合は、薬の種類が重要です。「プロパジール®」か「チウラジール®」であれば差し支えありませんが、「メルカゾール®」であれば授乳を制限しなければなりません。残念ながら「メルカゾール®」のほうが体に合う患者さんもいますので、「メルカゾール®（5mg）」2錠以下の少量でなければ、授乳が制限されることもあります。

バセドウ病眼症

バセドウ病の20〜30パーセントの患者さんに、眼の異常が起こります。これを「バセドウ病眼症」と言い、いくつかの症状があります。

上瞼《うわまぶた》が上のほうに引っ張られるために眼が大きく見える「眼瞼後退《がんけんこうたい》」は、甲状腺機能亢進症と関係していることが多いので、「メルカゾール®」などの服用が奏功すると改善することがあります。

眼を動かす筋肉（外眼筋）や眼球の周りにある脂肪組織が自己免疫の抗体によって攻撃され、そのために生じた炎症のせいで腫れると、眼球が押し出されて、「眼球突出」や瞼が腫れる「眼瞼腫脹《しゅちょう》」になります。

眼球の前方以外は体内では骨に囲まれており、囲まれたなかを眼窩《がんか》と呼びますが、外眼筋が肥大したり、脂肪組織が多くなると眼窩のなかの圧が高くなり、眼の神経が圧迫されて視力が落ちることがあります。眼球突出で圧が高くなることを防止できれば、視力低下は避けられるので、眼球突出が必ずしも悪いこととは言えず、眼球突出がないから安心だとも言えません。

ただし、眼瞼後退、眼瞼腫脹、眼球突出が原因で、続発性変化による障害が起きることがあります。眼の血管が圧迫されて結膜が充血したり、瞼が閉じないために角膜が乾燥し傷つくと「角膜潰瘍」になります。外眼筋に炎症や癒着が生じ、左右の眼の動きがずれ、物が二重に見える（＝複視）こともあります。

〈眼球突出の治療〉

眼瞼後退はバセドウ病の治療に伴って症状が改善することがありますが、眼球突出は、バセドウ病の治療が進んでも症状が改善しない場合が少なくありません。点眼薬、内服薬、注射、放射線リニアック治療、手術など、バセドウ病の治療とは別な治療が必要です。通常は、眼科医が甲状腺専門医と連携して治療にあたります。

眼球突出は、自己免疫が原因で、眼を動かす外眼筋や周囲の脂肪細胞が炎症を起こすことで生じます。その炎症を和らげるために、副腎皮質ステロイドホルモン薬が用いられます。使用方法には、内服、注射があります。

炎症が強く、眼球突出が強い人には、放射線外照射治療がおこなわれます。リニアックという放射線照射装置を使って、眼の奥の脂肪組織などに弱い放射線を当て、組織を萎縮させます。

複視、視力低下などの視覚障害があれば、手術をすることもあります。眼球を押している圧力を緩和するために、眼球の奥の骨を削ったり、脂肪組織を取り除きます。

バセドウ病と心房細動

甲状腺機能亢進症の人は、「心房細動」になる確率が一般の人よりも高いことがわかっています。心房細動とは、不整脈の一種で、心拍が不規則になる病気です。

心房細動になると、心臓のなかの血液の流れがよどみ、血液の塊《かたまり》ができやすくなります。この塊が血流に乗って脳にまで至り、脳血管を詰まらせてしまうと、脳塞栓が発症します。

脳塞栓の発生率は、心房細動があると2〜7倍になると言われます。

心房細動があると、心不全も起きやすくなります。心不全になると、足や顔にむくみが出る、息が苦しくて横になれないなどの症状が出ます。

心房細動があるとわかれば、抗甲状腺薬と一緒に、心拍のコントロールのための薬、血液をサラサラにする薬を内服することになります。

バセドウ病に起因しない心房細動は治りにくいのですが、この心房細動は、甲状腺機能が正常になることで、４か月以内に半分ぐらいの人が治ります。４か月以上経っても治らない場合は、心房細動を止める治療をすることになります。

甲状腺機能低下症「橋本病」

症例❷　なぜか痩せずに焦っていたBさん

Bさん（50代女性）は、このごろ便秘と疲れやすさなど、体のことについて悩んでいました。なによりも一番の悩みは「痩せない」こと。

5年前には53キログラムだった体重が、いつのまにか62キログラムに増えていました。もちろん全然気づかなかったわけではありませんが、体重の増え方は少しずつなので毎日の生活ではなかなか自覚できなかったのです。衣替えの季節になって、昨年の洋服が入らないことに気づき、あわてて体重計に乗ったところ、4キログラムも増えていて驚いたのは4年前です。甘い物をほんの少し控えたり、天気のいい日はバス停一駅分を歩くなどの努力をしてみたのですが、体重は戻るどころか右肩上がり、気がつくと9キログラムも増えていました。服のサイズが大きくなり、見た目もかなり気になってきました。

Bさんは20代でも60キログラムになったことがあったのですが、ダイエットでもとに戻した経験があります。今回もダイエットで戻ると思っていたのですが、なかなか戻りません。

「年を取ると痩せにくくなるって本当ね」と友人にぼやいていたBさんですが、まさか自分が病気とは思いませんでした。

ですが、実は年1回の健康診断で、総コレステロールが高値と出て、「脂質異常症」と診断されていたのです。一昨年のことですが、生活習慣病で、誰にでもあることとBさんは軽く考えていました。

昨年の健診で、かなり厳しく、「コレステロールをしっかりコントロールするように」と医師に言われ、ようやくもっと厳しく食事制限をしたり、歩く量を増やしたのですが、体重もコレステロール値も改善しませんでした。

焦りを感じて始めていた頃のある夜、基礎化粧品をつけるために鏡を見ていたとき、首に膨らみがあることに気づきました。のどぼとけの下、鎖骨の上あたりです。

そのときです。つけっぱなしなっていたテレビで、まさに甲状腺を取り上げていました。出演している専門医が頸部の模型を示しながら「橋本病」を説明しています。Bさんは「もしや」と思い、甲状腺疾患専門外来を受診したのでした。

【検査と診断】

甲状腺が腫れるのは、バセドウ病でも橋本病でも起こることです。ただし、橋本病の場合は自覚症状が現れていないことがよくあります。

血液検査の結果、TSH（甲状腺刺激ホルモン）は上昇、甲状腺ホルモンであるFT$_3$もFT$_4$は低下していました。つまり、「甲状腺機能低下症」です。

血液検査では、血液中に抗体があるか調べる自己抗体検査（63ページ）もおこなわれます。橋本病の抗体は、抗サイログロブリン抗体（TgAb）と抗甲状腺ペルオキシダーゼ抗体（TPOAb）です。このうち、どちらか一つだけでも存在が確認できれば、橋本病であると考えられます。Bさんの自己抗体検査では、TgAbもTPOAbも、どちらも陽性でした。

さらに超音波検査をすると、甲状腺全体が大きい「びまん性甲状腺腫」（47ページ）が見られました。また、甲状腺の内部エコーが低下（反射が弱く、画像が黒く見える）しており、甲状腺の内部は不均一でした。

以上の結果から、Bさんは「橋本病」と診断されました。

橋本病の診断は、日本甲状腺学会が出しているガイドラインに照らし合わせておこないます（111～112ページ）。

慢性甲状腺炎（橋本病）の診断ガイドライン

a）臨床所見
1．びまん性甲状腺腫大
但しバセドウ病など他の原因が認められないもの
b）検査所見
1．抗甲状腺マイクロゾーム（またはTPO）抗体陽性
2．抗サイログロブリン抗体陽性
3．細胞診でリンパ球浸潤を認める
1）慢性甲状腺炎（橋本病）
a）およびb）の1つ以上を有するもの
【付記】
1．他の原因が認められない原発性甲状腺機能低下症は慢性甲状腺炎（橋本病）の

疑いとする。

2．甲状腺機能異常も甲状腺腫大も認めないが抗マイクロゾーム抗体およびまたは抗サイログロブリン抗体陽性の場合は慢性甲状腺炎（橋本病）の疑いとする。

3．自己抗体陽性の甲状腺腫瘍は慢性甲状腺炎（橋本病）の疑いと腫瘍の合併と考える。

4．甲状腺超音波検査で内部エコー低下や不均一を認めるものは慢性甲状腺炎（橋本病）の可能性が強い。

診断基準の一つはa）臨床所見の1．びまん性甲状腺腫大（甲状腺が大きい）ですが、バセドウ病などでも大きくなるので、それは他の病気がないことが判明したうえでの基準になります。とはいえ、バセドウ病以外の病気は多くないので、エコー検査でびまん性甲状腺腫が見つかれば、橋本病の可能性は高いと言えます。

また、b）検査所見の1か2の抗体の一つでも出てれば橋本病と診断されます。ただし抗体が出なくても、超音波検査で内部エコー低下（反射が低いこと）や不均一が認められると、橋本病を強く疑います（【付記】4．）。

Ｂさんのコレステロール値が上がったのは、甲状腺ホルモン値が低くて代謝の異常があり、二次性の脂質異常症（生活習慣ではなく、他に原因がある脂質異常症）になっていたからです。甲状腺機能低下症による脂質異常症は、甲状腺ホルモン値が正常に戻れば治ります。逆に言えば、甲状腺疾患とは別に生活習慣病があってコレステロールが高かった場合は、甲状腺ホルモン値を正常にしても脂質異常症は治りません。いずれにせよ、高コレステロールは動脈硬化を促進し、狭心症や心筋梗塞を招く原因となります。

なお、一般的な健康診断の検査項目には入っていないことが多いのですが、一般的には心筋梗塞などの筋疾患で上昇する酵素である「クレアチンキナーゼ（ＣＫ）」の値も甲状腺機能低下症で上がることがあります。

【治療と結果】

Ｂさんには、すでに甲状腺機能低下症であったので、甲状腺ホルモン薬を使って「甲状腺ホルモン補充療法」をおこないました。T_4を補う「チラーヂンＳ®」の服用です。服薬を始めた翌月から、血液中の甲状腺ホルモンの濃度は少しずつ増え、ＴＳＨは少しずつ低下していきました。甲状腺機能が改善するとともに、総コレステロール値も正常範囲に戻りました。

橋本病になると、稀に悪性リンパ腫を合併することがありますので、甲状腺腫が大きくなったときはもちろんですが、定期的な血液検査と超音波検査が必要です。Bさんは今も半年に1回、検査を受けています。

橋本病とは

橋本病は甲状腺に慢性の炎症が起こっている状態で、「慢性甲状腺炎」の一種です。免疫に関わるリンパ球が濾胞細胞に浸潤することで、甲状腺が慢性的な炎症を起こし、甲状腺の働きが悪くなります。自覚症状が現れるまでには年月がかかり、自覚症状が出る頃には、かなり病気が進んでいます。

ただし、将来は甲状腺ホルモンが不足したり、稀ですが一時的に過剰になることがあるので、定期的な検査が必要です。橋本病になった人のうち20パーセントほどの人が、10年以内に甲状腺機能が低下して「甲状腺機能低下症」になっています。

橋本病で甲状腺の働きが低下すると、甲状腺ホルモン値が不足してきます（＝甲状腺機能低下症)。甲状腺ホルモンの不足が著しいときや長く続いたときには、表6(116ページ)のような症状が現れることがあります。

全体としては、元気がなくなることが顕著な傾向です。寒がりや冷え性になることもあります。むくみが出る場合には、瞼や唇もむくむので、顔つきが変わります。舌や声帯がむくんだ結果、ろれつが回らなかったり、声がハスキーになることもあります。コレステロール値が高くなります。

最も他の病気や疲れなどと間違われやすい疾患が橋本病です。「だるい」「眠い」などの症状は肝臓病と似ています。うつ病と診断されて、抗うつ薬などを処方されるケースもあります。そのため、甲状腺疾患専門外来を訪れるのは、触診や超音波で甲状腺が大きいことがわかって紹介されるケースがほとんどです。

なお、非常に稀ですが、橋本病がバセドウ病に変化することがあります。バセドウ病の血縁者がいると、他の人よりもそれが起こりやすくなります。

自己免疫疾患である橋本病は治る病気ではなく、抗体は消えません。ただ、抗体が消えなくても、甲状腺ホルモン値が正常なら普通の生活はできます。

ホルモン補充療法の効果は、翌月に出る人もいれば、数か月かかる人もいます。量で補

表6）甲状腺機能低下症で現れる症状

全身症状	寒さに弱い　疲れやすい　動作が鈍い 体重が増加　声がかすれる
神経・精神症状	物忘れ　眠たくぼうっとする　記憶力が低下
循環器症状	徐脈（心拍数が1分間に60以下） 息切れ　むくみ
消化器症状	便秘
皮膚症状	汗が出ず皮膚が乾燥する　毛髪が薄くなる
筋肉・関節・末梢神経症状	筋力が低下　肩こり
月経	月経不順
血液検査	コレステロール　クレアチンキナーゼ（CK）が上昇　肝機能障害

うので、たくさん補えば早く効果は出ますが、多すぎると医原性の中毒症になります。つまり、バセドウ病と同じように動悸や息切れ、不整脈が出現します。薬は原則的には少なめから少しずつ増やしていくことになります。

橋本病の急性増悪

橋本病は甲状腺が腫れますが、通常は痛みを伴いません。

橋本病が急性増悪を起こすとさらに腫れ、疼痛、発熱などの激しい症状が起こります。そうなると、副腎皮質ステロイドホルモン薬、その他の抗炎症薬などの治療が必要になります。

橋本病と合併しやすい病気

橋本病に「無痛性甲状腺炎」（127ページ）が合併することがあります。特に、産後に無痛性甲状腺炎になることは、珍しくありません。

また、非常に稀ですが、橋本病の人は「悪性リンパ腫」になることがあります。リンパ球が、臓器に入り込むことを「リンパ球浸潤」と呼ぶのですが、これは免疫反応が強く起こっているところや、炎症反応が起こっているところによくみられます。橋本病も自己免疫疾患であり、その免疫反応にはリンパ球が携わっているので、甲状腺にリンパ球が多く集まっています。それが原因で悪性リンパ腫が起こるのです。

橋本病の甲状腺が急に大きくなったり、超音波検査で甲状腺内部が黒く見えると、悪性リンパ腫の疑いがあります。その場合には、穿刺吸引細胞診検査（70ページ）や試験切除（検査のために手術をして甲状腺の一部を切除すること）をして確認しなければなりません。

甲状腺機能低下症での妊娠

症例③ 潜在性甲状腺機能低下症を克服して、妊娠・出産したCさん

Cさんは（30代女性）は結婚して6年になります。

結婚前は実家の農業を手伝っていました。結婚後は実家の敷地に新居を建てて二人で住んでいましたが、ほどなく妊娠して男の子を授かりました。

長男が幼稚園に行くと、再び実家の畑を手伝うようになったのですが、楽しみにしていた第二子がなかなか授かりません。農作業がよくないのかもしれないと思い、両親に頼んでやめてみたのですが、効果はありませんでした。きょうだいの年齢差があまり開かないほうがいいと思っていたので、Cさんは焦りました。

そこで夫と相談し、思い切って産婦人科の不妊外来を二人で訪れました。

Cさんは夫婦で不妊治療の前におこなうスクリーニング検査を受けました。このスクリーニング検査のなかに、甲状腺ホルモンと甲状腺刺激ホルモンの検査も入っています。

そして産婦人科医は、Ｃさん自身に甲状腺異常があるのではないかとの所見を出したのです。Ｃさんは、紹介状を持って甲状腺疾患専門外来を受診しました。

【検査と診断】

不妊外来の紹介状に同封されていたスクリーニング検査の結果から、FT_3もFT_4も正常ですが、ＴＳＨ（甲状腺刺激ホルモン）が５・８μＵ／ml、つまり少し高値で、「潜在性甲状腺機能低下症」と診断されました。

潜在性甲状腺機能低下症とは、甲状腺機能が低下しかけているところを、下垂体から分泌されるＴＳＨが高くなることで、FT_3・FT_4を正常に補正している状態です。

【治療と結果】

甲状腺ホルモン薬（74ページ）の「チラーヂンS®」を１日25μg服用し、ＴＳＨが０・２μIU／ml以上２・５μIU／ml未満になるようにコントロールした上で、あらためて産婦人科で不妊の原因を調べてもらうことになりました。

Ｃさんは再び産婦人科を訪れ、不妊の原因を調べるために子宮卵管造影検査を受けました。油性造影剤を使用すると、健常者でも20パーセント程度の人が甲状腺機能異常をきたすのですが、不妊症を解決するためにおこなう検査のメリットと、甲状腺機能異常を起こすかもしれないというデメリットを比較して、子宮卵管造影検査はおこなわれます。

子宮卵管造影検査から1か月後、検査したところ、TSHが6・8μIU／mlに上昇して甲状腺機能がさらに低下していることがわかりました。そのため、「チラーヂンS®」を1日50μgに増量したところ、TSHが0・8μIU／mlに低下しました。これは、Cさんの甲状腺が、妊娠可能な状態になったということです。

しばらくすると、Cさんは妊娠6週であることが判明しました。そこで早期に受診して検査したところ、TSHが3・6μIU／mlでした。一般的には正常範囲内ですが、妊娠初期としては高値です。そのため「チラーヂンS®」を1日75μgに増やしたところ、TSHは1・6μIU／mlに改善しました。

妊娠12週になると、Cさんの悪阻《つわり》がひどくなりました。TSHが0・01にまで下がっています。正常値よりも低く、FT_3が5・0pg／ml、FT_4が7・4ng／dlと高値で、甲状腺中毒症になっていることがわかりました。

TRAb（抗TSH受容体抗体検査）は陰性、妊娠すると上昇するhCG（ヒト絨毛性ゴナドトロピン）は80000mIU／mlに上がっていました。「妊娠性一過性甲状腺機能亢進症」と診断され、「チラーヂンS®」を中止しました。

甲状腺ホルモンは胎児の成長に必要なものです。胎児の甲状腺は妊娠20週に完成します。それまでは母体が甲状腺ホルモンを供給できるよう、妊娠10〜20週には母体の甲状腺機能が亢進することがあります。hCGはTSHと似た性質があるので、甲状腺を刺激して甲状腺ホルモン値の低下を防いでほとんどの場合は治療の必要がなく、妊娠20週頃にはもとに戻ります。

ただし、偶然この時期にバセドウ病が発症した場合には、TRAbと甲状腺ホルモンの上昇程度を見て判断します。バセドウ病ならば妊娠20週を超えても甲状腺ホルモン値は上昇します。

Cさんは妊娠20週で甲状腺機能が正常に戻ったので、「チラーヂンS®」の1日75μg投与を再開したのですが、それ以後の甲状腺機能は良好でした。

Cさんは正常分娩で女の子を産みました。出産後に「チラーヂンS®」を中止しましたが、1か月後、甲状腺機能は正常に戻っていました。

出生後の新生児と甲状腺ホルモン低下症

生まれて4～7日のあいだに、新生児全員に対しての検査があります。そのなかの一つに、甲状腺ホルモン低下症であるクレチン病の検査があります。先天性のホルモン異常で一番多いのはクレチン症です。

新生児でも、甲状腺ホルモンが不足していれば、必要に応じて甲状腺ホルモン薬を服用します。生後数日～数か月の期間では、体への負担が大きいためできない検査があるので、甲状腺ホルモン薬を補充する治療を先行しておこないます。原因を調べる検査は4～5歳になってからおこないます。

破壊性甲状腺炎―1「無痛性甲状腺炎」

症例④ 出産後に発病し、自然に治ったDさん

第一子を出産したばかりのDさん（30代女性）。慣れない子育てで大わらわです。出産後2か月もした頃でしょうか、育児にも少しは慣れていいのに、まだまだ疲れが取れません。子育てにはエネルギーも使うのでしょう。体重も減ってきました。失敗してはいけないと緊張しているのか、なんだか脈拍も増えた感じです。

「ほんとに子育てって疲れるのよ。どこが痛いということもないけど、なんだか痩せてきたし……」。帰宅した夫に、そう話してみました。

すると、「今、寝込まれでもしたら大変だよ。倒れる前にお医者さんに行ってみたら？」と言われ、ちょうど3か月健診の時期だったので、乳児を連れて産科に行ったおりに、Dさんは疲れやすさを訴えてみました。看護師は「気が張っているんですよ。完璧なお母さんなんて目指さなくていいんですからね」と言ってくれました。

とにかく母親として病気になるわけにはいかないと思ったDさんは、一般内科を受診し、そこで甲状腺の病気があるのではと言われ、甲状腺疾患専門外来を訪れました。

Dさんはバセドウ病とよく似た症状で、バセドウ病よりも少し軽いといった印象でした。

【検査と診断】

血液検査をしたところ、TSH（甲状腺刺激ホルモン）が低下しており、FT_3も9・2pg／ml、FT_4も4・6ng／dlと高値で、甲状腺中毒症であることがわかりました。TRAb（抗TSH受容体抗体検査）が陰性だったため、「無痛性甲状腺炎」と考えられました。

そして、数か月で甲状腺中毒症（38ページ）が改善すると見込み、アイソトープ検査はせずに経過観察をしました。

Dさんは中毒期、低下期を経て、2～3か月で治癒に至りました（128ページ）。

無痛性甲状腺炎の診断は、日本甲状腺学会が出しているガイドラインに照らし合わせておこないます（125～126ページ）。

無痛性甲状腺炎の診断ガイドライン

a）臨床所見
1．甲状腺痛を伴わない甲状腺中毒症
2．甲状腺中毒症の自然改善（通常3か月以内）

b）検査所見
1．遊離T_4高値
2．TSH低値（0・1μU／ml以下）
3．抗TSH受容体抗体陰性
4．放射性ヨード（またはテクネシウム）甲状腺摂取率低値

1）無痛性甲状腺炎
a）およびb）の全てを有するもの

2）無痛性甲状腺炎の疑い
a）の全てとb）の1～3を有するもの

除外規定

甲状腺ホルモンの過剰摂取例を除く

【付記】

1．慢性甲状腺炎（橋本病）や寛解バセドウ病の経過中発症するものである。

2．出産後数か月でしばしば発症する。

3．甲状腺中毒症状は軽度の場合が多い。

4．病初期の甲状腺中毒症が見逃され、その後一過性の甲状腺機能低下症で気付かれることがある。

5．抗ＴＳＨ受容体抗体陽性例が稀にある。

無痛性甲状腺炎であれば、定期的にホルモン値を測り、経過をみるだけで、治療の必要はありません。

無痛性甲状腺炎は、一時上昇した甲状腺ホルモンが低下し、薬を使わなくても数か月後には自然に正常に戻ります（128ページ）。ただし、無痛性甲状腺炎が橋本病に合併しているなどにより、ホルモンを作る力がなくなっていれば、時間が経っても下がった甲状腺ホルモン値は回復しません。そうなると薬が必要になります。

DさんはＴＲＡｂが陰性であり、３か月後に再検査で甲状腺ホルモン値が正常値範囲内になったので無痛性甲状腺炎と判断されました。厳密に言うと、バセドウ病の1パーセントは抗体検査陰性です（54ページ）。つまり、抗体での診断が絶対とは言えないため、経過をみるのです。ただし、早く診断しなければならないときには、アイソトープ検査（69ページ）をおこなうことがあります。バセドウ病では甲状腺全体に放射性ヨードが取り込まれますが、無痛性甲状腺炎ではほとんど取り込まれません。

無痛性甲状腺炎とは

バセドウ病は、甲状腺ホルモンを多量に作っているのに対し、無痛性甲状腺炎はすでに作って蓄えられていた甲状腺ホルモンが血液中に漏れ出て、一時的に血液中の甲状腺ホルモンが増加する病気です。甲状腺ホルモン値が高いのでバセドウ病に似た症状（動悸・息切れなど）が現れます。痛みはないことから「無痛性甲状腺炎」と呼ばれます。

この病気は原因不明でかかるケースもありますが、橋本病に合併しやすい傾向があります。

図 10）破壊性甲状腺炎の３パターン

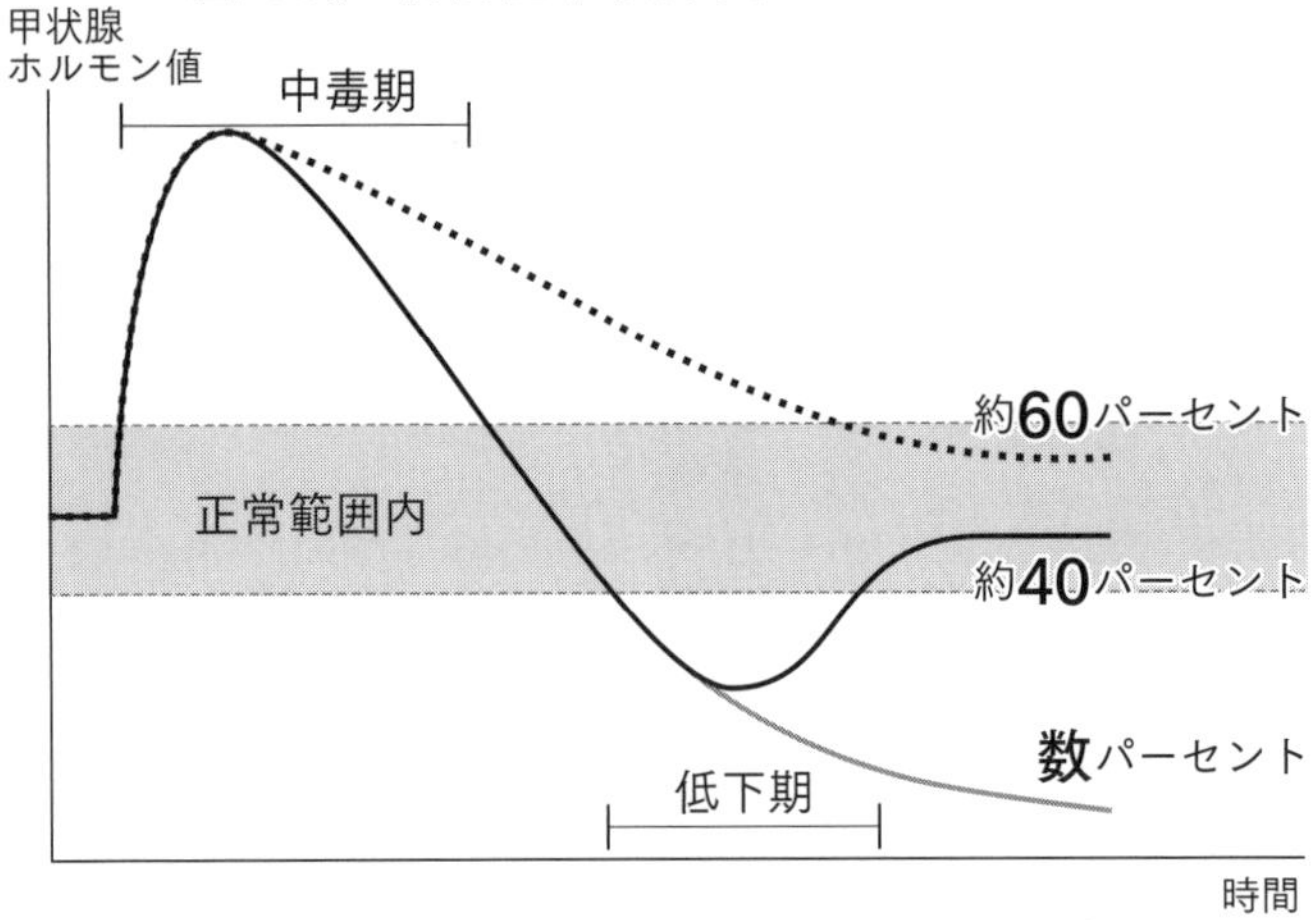

また、出産後2～6か月以内に発症しやすく、くり返すこともあります。

無痛性甲状腺炎にも、免疫が関係しています。妊娠中に抑えられていた免疫（＝免疫の寛容、52ページ）が、出産後に働き出して妊娠前の状態に戻り、無痛性甲状腺炎が起きやすいのです。

症状はバセドウ病とよく似ていますが、バセドウ病は甲状腺がホルモンを作りすぎることが原因でホルモン濃度が上がるのに対し、無痛性甲状腺炎は蓄えていたホルモンが流れ出すことが原因ですので、治療法が異なります。

無痛性甲状腺炎は、甲状腺ホルモンが放出された後、甲状腺内は枯渇し、一時的に甲状腺低下症になることがあります（40ページ）。甲状腺ホルモンが高い時期にバセドウ病と間違えて抗甲状腺薬を服用すると、この一時的な低下が助長され、回復しなくなります。

また、抗甲状腺薬には、重篤な副作用（72ページ）があるので、無用なリスクを負うことになります。

一時的な低下症がひどければ、甲状腺ホルモン薬を服用しますが、もともと甲状腺に異常がなければ、永久的な機能低下症にならずに治ることがほとんどです。

破壊性甲状腺炎―2「亜急性甲状腺炎」

症例❺ 激しい痛みに悩まされたEさん

Eさん（40代女性）は、短大を卒業して以来、ずっと語学学校の事務室で働いています。お酒が好きで野菜の嫌いなEさんは、冬になるとたびたび風邪をひいていました。

今年もまた寒気がきたとたんに風邪をひきました。いつものように3日ほど有給休暇で仕事を休んだのですが、今回の風邪はタチが悪いのか、3日経っても治りません。これ以上の休暇を取りたくなかったEさんは、近所の内科で感冒薬を処方してもらいました。そして、少しずつ楽になるはずだからと自分に言い聞かせ、つらいのを我慢して通勤したのです。

ところが薬を1週間服用し続けているのに、体調は回復しません。体調不良を押して仕事をしているせいか、疲れがひどく、動悸もし始めました。薬を替えてもらったほうがいいのではと思って、再び同じ内科に行ったときのことです。

「疲れやすい？　そうですか。……喉が少し腫れていますね」。そう言いながら医師がEさんの首に両手で触れた瞬間です。Eさんはのけぞりました。首に激痛が走ったのです。「痛っ！」。少し触っただけなのに顔を引きつらせながら叫んだEさんに、今度は医師が驚きました。が、病気に心当たりのついた医師は、甲状腺疾患専門外来への紹介状をしたためたのでした。

Eさんには甲状腺のしこりが認められ、少し触るだけでとても痛がりました。

【検査と診断】

血液検査の結果、ＴＳＨは０・０１μIU／mlと低く、FT_3は11・２pg／ml、FT_4は７・６ng／dlと上昇していました。抗ＴＳＨ受容体抗体は陰性、ＣＲＰは高く、赤血球沈降速度（赤沈）も高い状態でした。ＣＲＰとは、Ｃ-リアクティブ・プロテインの略で、炎症や組織細胞の破壊が起こると血液中に増加するタンパク質のことです。

超音波検査をしてみると、圧痛部と同じところに低エコー領域（反射が低く、黒く映る）を認めました。これは「亜急性甲状腺炎」です。その一番の特徴は痛みで、「有痛性頸部腫瘤」とも呼ばれます。

頸部の痛み以外の症状は無痛性甲状腺炎と似ていますが、原因はまったく違い、ウイルス感染と言われています。甲状腺がウイルスに感染して発症します。ウイルス感染なので、ＣＲＰや赤血球沈降速度が上がります。この点も、無痛性甲状腺炎と違うところです。

亜急性甲状腺炎の診断は、日本甲状腺学会が出しているガイドラインに照らし合わせておこないます（１３２～１３３ページ）。

亜急性甲状腺炎（急性期）の診断ガイドライン

a）臨床所見

有痛性甲状腺腫

b）検査所見

1．CRPまたは赤沈高値

2．遊離T_4高値、TSH低値（0・1μIU／ml以下）

3．甲状腺超音波検査で疼痛部に一致した低エコー域

1）亜急性甲状腺炎

a）およびb）の全てを有するもの

2）亜急性甲状腺炎の疑い

a）とb）の1および2

除外規定

橋本病の急性増悪、嚢胞への出血、急性化膿性甲状腺炎、未分化癌

【付記】

1. 上気道感染症状の前駆症状をしばしば伴い、高熱をみることも稀でない。
2. 甲状腺の疼痛はしばしば反対側にも移動する。
3. 抗甲状腺自己抗体は高感度法で測定すると未治療時から陽性になることもある。
4. 細胞診で多核巨細胞を認めるが、腫瘍細胞や橋本病に特異的な所見を認めない。
5. 急性期は放射性ヨード（またはテクネシウム）甲状腺摂取率の低下を認める。

【治療と結果】

亜急性甲状腺炎は治療しなくても治るのですが、我慢できないほど痛みが激しいので、痛みを止めるために副腎皮質ステロイドホルモン薬を使います。ただし、副腎皮質ステロイドホルモン薬は副作用が出ることもあるので、使えない人にはそれ以外の消炎鎮痛薬を使います。

ステロイドホルモンは、通常でも体内から出ているものです。元気になるホルモンで、昼間に多く出て夜は減るという日内変動があります。夜に副腎皮質ステロイドホルモン薬を多く服用すると眠れないことがありますから、服用は朝と昼にします。

副腎皮質ステロイドホルモン薬は、突然中断せず、徐々に減量することが大切です。亜急性甲状腺炎はいったんよくなっても、再発することも、痛みが移動する「クリーピング現象」が起きることもあるため、2～3か月の長期に服用しながら徐々に減量します。

Eさんにも抗炎症作用の強い副腎皮質ステロイドホルモン薬が処方されました。強いステロイドなので、服用には注意が必要です。Eさんは慢性肝炎、肺結核などの感染症がないこと、精神疾患がなく、骨粗鬆症も緑内障も消化性潰瘍もないことを確認したうえで、「プレドニゾロン®」(5mg)1日4錠を、朝・昼の食後に2錠ずつ服用しました。

すると服用2日後には頸部の痛みが消え、2週間後には甲状腺機能が改善に向かいました。そこで「プレドニゾロン®」(5mg)を1日2錠に減らしましたが、1か月後には甲状腺機能が低下し、1日1錠に減量しました。2か月後に甲状腺機能は正常になり、超音波検査でも低エコー領域が消失し、「プレドニゾロン®」を中止しました。3か月後には甲状腺ホルモンもCRPや赤血球沈降速度も正常となり、超音波検査でも黒い炎症所見はなくなり、治癒とみなされました。

亜急性甲状腺炎とは

甲状腺がウイルスに感染し、甲状腺が痛くなる病気です。風邪をひいた後に起こることが多く、甲状腺が硬く腫れ、熱も出ます。腫れは甲状腺の左右どちらかに起こることが多いのですが、全体に広がり移動することもあります。

甲状腺が炎症を起こした結果、無痛性甲状腺炎と同じ破壊性甲状腺炎の一つなので、濾胞が壊れ、貯蔵されていた甲状腺ホルモンが血液中に漏れ、甲状腺ホルモン値は高くなります。超音波検査をおこなうと、甲状腺内部が黒く見えます。その後、甲状腺ホルモン値は一旦低下してもとに戻ります（128ページ）。

結節性甲状腺腫—1「腺腫様甲状腺腫」

症例❻ 首の左右非対称に気づいたFさん

ある朝、Fさん（60代女性）はいつものように鏡を見ながらお化粧をしていたのですが、ふと、首の部分が左右対称になっていないことに気づきました。

「いつからかしら……」

気持ち大きくなっている右側の首を手でなでながら、Fさんはつぶやきました。

年齢とともに変化していく顔のあちこちは気になっていたのですが、もともと眼の感じや口角の上がり方など、顔の左右はまったく対称にはなっていないものですし、若い頃と違って首回りが太くなり、二重あごのようになっていることは悩みの一つでしたが、首の右側だけが膨らんでいることにはこれまでまったく気づきませんでした。

左右が非対称になっているのが単に加齢のせいだけではないように思えたFさんは、急に不安に駆られました。

「ねえ、なんだか、ここ膨らんでない？」

化粧台から立ってリビングに行き、まだ朝ご飯を食べている娘にFさんは首を指しながら聞いてみました。

「そういえば、少し膨らんでいるわね」

朝晩顔を合わせている家族でも、言われなければ気づかないほどの変化でした。

「喉の病気かもしれないから、耳鼻科に行ってみたら？」

と娘に言われたFさん。花粉症の時期に訪れる近所の耳鼻咽喉科に行ってみたところ、その医師に甲状腺の病気ではないかと言われ、甲状腺疾患専門外来を受診したのでした。

【検査と診断】

Fさんは甲状腺にしこりができていました。「結節性甲状腺腫」です。

結節の場合は良性か悪性かを見極めなければなりませんが、触診でもある程度見当がつきます。結節の形状が丸く、表面が平滑で（＝凹凸していない）、弾力性のある硬さが良性の特徴です。

Fさんの頸部は、「頸部非対称」になっていましたが、結節の形状は丸く整っていて、

表 7）結節性甲状腺腫の種類

<table>
<tr><td>変性疾患</td><td rowspan="4">良性</td><td>嚢胞</td></tr>
<tr><td rowspan="9">腫瘍</td><td>腺腫様結節</td></tr>
<tr><td>腺腫様甲状腺腫</td></tr>
<tr><td>濾胞腺腫</td></tr>
<tr><td rowspan="6">悪性</td><td>乳頭癌</td></tr>
<tr><td>濾胞癌</td></tr>
<tr><td>低分化癌</td></tr>
<tr><td>髄様癌</td></tr>
<tr><td>未分化癌</td></tr>
<tr><td>悪性リンパ腫</td></tr>
</table>

角はありません。その表面はつるんとして平滑です。

さらに、結節の「可動性」も見極めるポイントです。唾液を飲むと、結節は気管と一緒に持ち上がります。良性の結節は気管に癒着していないため、結節を検査する人が指で押さえた場合、唾液を飲み込んだ後は気管だけがもとに戻り、結節を指で押しとどめておくことができます（可動性良好）。ところが悪性の場合は結節が気管に癒着しているため、気管と一緒に結節ももとに戻ります。

Ｆさんの場合は可動性がよかったため、良性の腫瘍の可能性が高かったのですが、さらに超音波検査もしました。結節が良性であれば、結節と周囲の組織の境目がはっきり映り、形状は整形です。悪性であれば、腫瘍と他の組織が癒着しているので、境目がなめらかでなく、はっきりしません。また、腫瘍部分に微細な石灰化したカルシウムが沈着していることもあります。

悪性所見がなかったことで、Ｆさんは「腺腫様甲状腺腫」と診断されました。そして手術の必要はなく、「経過をみる」ことになりました。

表8）甲状腺結節（腫瘤）超音波診断基準

	形状	〈主〉			〈副〉	
		境界の明瞭性・性状	内部エコー		微細高エコー	境界部低エコー帯
			エコーレベル	均質性		
良性所見	整	明瞭平滑	高〜低	均質	(−)	整
悪性所見	不整	不明瞭粗雑	低	不均質	多発	不整／なし

出典：『甲状腺超音波診断ガイドブック 改訂第３版』（南江堂）

腺腫様甲状腺腫とは

結節性甲状腺腫（138ページ）は、変性疾患（正常な細胞が変化したもの）と腫瘍に分けられ、さらに腫瘍は良性腫瘍と悪性腫瘍があります。腺腫様甲状腺腫は、変性疾患の結節の一つです。

腺腫様甲状腺腫は、甲状腺にしこりが複数できます。甲状腺細胞が増えすぎた過形成の状態で、ブドウの房のように見えることもあります。

多くの良性結節は、甲状腺ホルモンの分泌に異常がありません。

腺腫様甲状腺腫以外の変性疾患には、甲状腺に1〜少数個のしこりができる「甲状腺様結節」と、しこりのなかに液がたまる「嚢胞」があります。

〈良性の結節性甲状腺腫で治療を要する場合〉

Ｆさんとは違って、内服治療を要する結節性甲状腺腫があります。

結節が良性なのに治療をおこなうのは、正常組織が少なくなり甲状腺ホルモンが低下している場合と、結節を小さくする、あるいはそれ以上大きくしないことが目的で、甲状腺ホルモン薬を投与します。実は甲状腺ホルモンの分泌をコントロールするＴＳＨには、異常な甲状腺細胞の増殖も促進する作用があります。そこで甲状腺ホルモン薬によって、甲状腺ホルモンの血中濃度をあえて少し上げ、ネガティブフィードバック機構（31ページ）を利用してＴＳＨの分泌を抑えます（75ページ）。

腺腫様甲状腺腫にガンが合併することがあり、その疑いがあるとき、ガンと区別できないとき、結節が甲状腺ホルモンを分泌し、甲状腺機能亢進症を有するとき、また、定期的な検査が困難な場合、あるいは、美容上の理由で手術をおこなうこともあります。

このような可能性を視野に入れて、定期的に検査をする必要があります。Ｆさんの「経過をみる」もそういう意味ですので、今でもＦさんは１年に１回検査を受けています。

結節性甲状腺腫—2「甲状腺乳頭癌」

症例⑦ ガンと言われショックを受けたGさん

フリーライターのGさん（50代女性）は、30代の頃からメタボリック症候群でした。電子体重計に乗ると、体脂肪率は常に34パーセントを超え、実年齢よりも10歳近く高い体年齢が表示されます。「痩せなきゃ」「ダイエットする」が口癖でしたが、食事中はその悩みを忘れてしまう大らかな性格で、ニコニコしながら、しっかりデザートまで平らげる食生活に、「痩せるわけないよ」と友人たちに笑われる始末。けれども大らかな性格とあいまって丸い体型も周囲から愛されていたため、医師から食生活を改めて体を動かすようにと何度言われても、本格的に減量に取り組むことはなかったのでした。

そんなGさんでしたが、「フリーランスの人は絶対に健康診断を受けなきゃダメ」と先輩のフリーライターから諭され、Gさんはこの春、生まれて初めて総合病院で人間ドックを受けたのです。そして、頚動脈超音波検査で頚動脈の近くにある甲状腺に、「結節性甲状腺腫」が見つかりました。

「精密検査を受けてください」

と言われたGさん。紹介状を握りしめて、生まれて初めて甲状腺疾患専門外来の門をくぐったのでした。


【検査と診断】


触診を受けたところ、結節は硬く、凹凸していて形が整っていません（＝不整）でした。そして結節の可動性は不良でした（１３９ページ）。「甲状腺結節超音波診断基準」に照らし合わせると（１４０ページ）、悪性の可能性が強く疑われます。

「穿刺吸引細胞診検査」（70ページ）をおこなったところ、悪性腫瘍の一つの「乳頭癌」とわかりました。

「乳頭癌？　乳癌ですか？」

とんちんかんなGさんの質問ですが、ガンと言われてショックを隠せない様子です。

「乳頭癌というのは、甲状腺にできる悪性腫瘍のなかで一番多いガンです。悪性の腫瘍ですが、進行が遅くて治りやすいガンで、命に関わる可能性はとても低いのです」

説明を聞いて、Gさんは少し安心したようでした。

ただし、他の臓器への転移がないかを調べなければなりません。乳頭癌には、付近のリンパ節に転移しやすいという特徴があります。

大きな病院で調べてもらうために、Gさんは紹介状を持って信頼できる大きな専門病院へ行きました。専門病院でGさんはCT検査を受け、幸い転移はないことがわかりました。


【治療と結果】


乳頭癌の特徴は、硬く微細石灰化を伴うことです。石灰化していると、エコー検査では微細な高エコー(エコーの輝度が上がっていて白く見える)が見られます。

腫瘍径が2センチメートル以下で、リンパ節への転移がなく、周囲の臓器への浸潤もない場合は、予後がよさそうな「低リスク群」と判断され、甲状腺の片側を切除します(80ページ)。

Gさんはこれに当たっていたので、甲状腺の右葉(峡部も合わせて)と気管の周囲のリンパ節を切除しました。

甲状腺を全部摘出しなくても、再発の可能性はとても低く、もしも再発したとしても、多くは再手術が可能です。甲状腺乳頭癌は急に悪化することが少ないのです。

〈全摘手術が必要な場合〉

Gさんと異なり、結節が5センチメートルを超えたり、周囲の臓器に浸潤している、甲状腺の中に多発している、さらにリンパ節が累々と腫れている、他臓器遠隔転移がある、のいずれかがあると、予後が悪い「高リスク群」と判断されます。この場合には、甲状腺を全部摘出（全摘）することになります。

低リスク群と高リスク群のあいだのグレーゾーンの場合には、手術の術式をどうするかは、病態に応じて検討されることになります（80ページ）。

悪性腫瘍が肺や骨などに転移するとか、わずかでも癌細胞が残っているかもしれないという可能性を考えて、手術後には放射性ヨード治療をおこなうこともあります。甲状腺の濾胞細胞がヨードを集めるという性質は転移した細胞に残っているので、服用した放射性ヨードが転移巣（腫瘍細胞が転移した部位）にも届きます。

悪性腫瘍の全摘は、悪いところを除去する目的の他に、手術後の放射性ヨードによる検査、治療をおこなうという目的もあります（77ページ）。

検査でよく使われる半減期の短いヨード121と異なり、術後の放射性ヨード治療に使われるヨード131は半減期が長いため、長く体内にとどまり、甲状腺癌を叩きます。ところが正常な甲状腺が残っていると、ヨード131がそこに集まってしまい、癌に届いてくれません。それを防ぐために全摘します。

全摘といっても、実際にすべてを取り切ることは難しいので、術後少量のヨード131薬を服用して残りを焼き切ります（＝焼灼《しょうしゃく》）。この焼灼を「アブレーション」と言います。アブレーションをして本来の甲状腺の働きをなくしてしまい、放射線ヨードが転移巣に集まるのかをみて転移を調べます。

放射線ヨード治療は、甲状腺から遠いところに転移した癌細胞にも有効です。遠隔に転移した場合には、多量の放射性ヨードが必要になり、患者さんの排泄物などから放射線が拡散する危険性が出てきます。そのため、治療は専用の施設で入院して受けることになります。

放射線治療が効かなかった場合には、次の段階として「分子標的薬」（83ページ）を使います。

手術後の転移があるかないかは、血液検査でサイログロブリンの濃度を測ります。サイログロブリンは甲状腺が作っている物質なので、手術後に検査して、消失したはずのサイログロブリンが検出されれば、もはやないはずの甲状腺の細胞が残っていることになり、それはガンの転移が出現していることを意味します。

ただし、サイログロブリン抗体（橋本病の診断基準となる抗体）が陽性の人は、サイログロブリンの値が低めになるので注意が必要です。

甲状腺乳頭癌とは

悪性腫瘍には、「乳頭癌」「濾胞癌」「低分化癌」「髄様癌」「未分化癌」「悪性リンパ腫」が主にあります。乳頭癌は濾胞細胞にできる腫瘍で、日本人の甲状腺ガンの90パーセント以上を占めます。悪性とはいえ、進行は遅いガンです。

ただし、乳頭癌の多くは、甲状腺ホルモン値は正常範囲で無症状です。甲状腺乳頭癌には抗ガン剤や放射線治療より有効な手術が第一選択です。

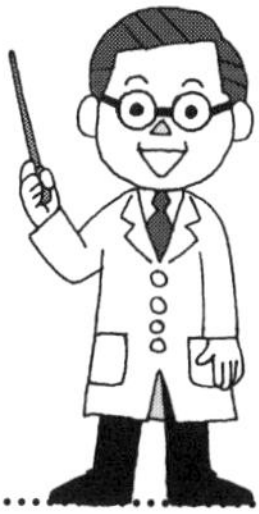

第4章

日常生活のアドバイス

治療も検査も継続が大切

甲状腺ホルモン薬を服用するときの注意

甲状腺疾患の多くは、治療を的確に受ければ日常生活に支障がなくなる程度によくなります。治療をおろそかにしてはいけません。服薬は決められたとおりにしてください。

甲状腺機能低下症に対して、甲状腺ホルモン薬を服用するとき、効き目が出るまでに1～2週間はかかります。効果がないからと言ってすぐに服用を止めないでください。

甲状腺機能低下症の原因は多々ありますが、甲状腺ホルモン薬は、その原因を治療する根治療法ではなく、低下した甲状腺ホルモンを補うものです。したがって、症状がなくなったからと言って中止すると、低下症に戻ってしまいます。

自覚症状がなくなっても、医師とコミュニケーションをとって、止めていい状態になるまでは服薬を続けてください。

他の病気にかかった場合

甲状腺以外の病気にかかって医療機関に行くときには、医師に甲状腺疾患の治療を受けていることを必ず伝えてください。薬について聞かれる場合がありますので、「お薬手帳」を持参すると安心です。

そして、他の病気の治療を受けることになった場合は、甲状腺の主治医に、それを伝えてください。

甲状腺ホルモン薬は、甲状腺ホルモンと同じ成分です。とはいえ本来の甲状腺ホルモンが体内を巡るルートとは異なり、内服薬は消化管から吸収されて血管に入ります。そのため、他の病気の薬との併用には注意が必要です。

表8（152ページ）の病気で服用される薬の成分は、甲状腺ホルモン薬に影響を与える可能性があります。それぞれの主治医に相談してください。

表9）甲状腺ホルモン薬に影響を与える恐れがある薬を処方される可能性のある病気

胃潰瘍・胃炎	心不全
脂質異常症	虚血性心疾患
鉄欠乏性貧血	てんかん
血栓塞栓症	糖尿病

※注意：どんな病気でも、薬を処方されるときは、必ず甲状腺の治療薬について医師に告げる必要があります。

出典：『ウルトラ図解 甲状腺の病気』（法研）より一部改変

定期検査は必ず受ける

もしも「バセドウ病は寛解しました」と告げられても、油断してはいけません。再燃する可能性があるからです。

再燃・悪化を防ぐためには、定期的な検査が必要です。治療開始後すでに十年も経ち、治療の成果がある程度現れている人ほど油断しがちですが、病気を抱えていることを「忘れない」ことが甲状腺の場合は大切なのです。

甲状腺の病気は複雑で、長い期間のうちに、橋本病がバセドウ病に変わったり、逆にバセドウ病が橋本病に変わったりと、正反対の症状が出ることがあります。当然、逆の治療が必要になります。

妊娠を希望している人へ

甲状腺の病気があっても、きちんと治療を受けて、甲状腺ホルモン値が正常値であれば、妊娠・出産は可能です。

現在、甲状腺ホルモン薬を服用している人は、妊娠したからといって服薬を中止しないでください。薬といっても不足しているホルモンを補っているだけなので、胎児に悪影響を及ぼす心配はありません。それどころか、妊娠初期の胎児は自分で甲状腺ホルモンを作ることができないので、母親からの供給を必要としています。妊娠中は母体の甲状腺ホルモンを潤った状態にすることが望ましいので、甲状腺ホルモン薬はむしろ増量されることもあります。

ただし、妊娠・出産の予定がある人は、主治医に相談してください。甲状腺機能が正常に維持されているバセドウ病の人が、抗甲状腺薬を服用しながら妊娠を希望することは、わずかながら奇形を及ぼす心配のあるチアマゾール（「メルカゾール®」）ではなく、より安全なプロピルチオウラシル（「プロパジール®」、「チウラジール®」）を選択します。

食生活とヨードの摂取

1章で述べたように（29ページ）、甲状腺ホルモンの主原料は「ヨード（ヨウ素）」です。甲状腺疾患の患者さんは、治療としてヨードを体内に入れることもありますが、通常は体に必要なミネラルとして、食べ物から摂取します。

といっても、甲状腺ホルモンを作るのに必要な量はごくわずかで、1日0・05〜0・15ミリグラムです。海藻を摂る習慣のある日本では、いやでもヨードを体内に取り入れることになります。平均して1日に0・2〜1・5ミリグラム、あるいはそれ以上とも言われます。

では、甲状腺疾患のある人は、ヨードを制限したほうがいいのでしょうか。

バセドウ病の人は、極端に多量でなければあまり気にする必要はありません。

一方、治療の必要がない橋本病の人が、昆布などヨードを大量に含んだ食材を食べ続けると、甲状腺機能が低下し、甲状腺の腫れが大きくなることがあります。甲状腺が正常であれば止めればもとに戻りますが、根昆布や昆布エキスなどを毎日摂り続けたり、ヨード

表 10) 1 食で摂取されるおおよそのヨードの量

1 食の摂取量	含まれるヨードの量
昆布（乾燥 5cm 角 5g）	8 ～ 9mg
昆布の佃煮（5 ～ 10 g）	10 ～ 20mg
とろろ昆布（5g）	9mg
昆布だし汁（昆布 0.5 ～ 1g）	1.5 ～ 2mg
ヨード卵（1 個）	0.4 ～ 0.7mg
ひじき（乾燥 5 ～ 7g）	1.5 ～ 2mg
わかめ（乾燥 5g）	0.05 ～ 0.15mg
海苔 1 枚（2g）	0.12mg
寒天（10g）	0.18mg

※日本人の 1 日の栄養所要量（推奨量）は成人で 0.15mg（妊婦、授乳婦は＋0.025mg）、上限量は 3mg とされている。
出典：『薬剤師のための甲状腺疾患服薬指導マニュアル』（メディカルレビュー社）

入りうがい薬で毎日うがいをするようなことは避けたほうがいいでしょう。

バセドウ病の人へ

服薬治療と通院について

バセドウ病で服薬治療をしている人は副作用を調べるため、服用開始から少なくとも2か月間は、原則2週間に1回、その後は1～3か月に1回程度、通院することになります。血液検査で副作用がないことを確認し、甲状腺機能を見ながら少しずつ薬の量を減らし、少量の薬で甲状腺機能が正常な状態が半年以上続けば、服用の中止が検討されるでしょう。薬を中止できる状態になるまでには、時間がかかります。多くの人が、1～2年間ぐらいは続けることになるでしょう。

なお、医師の指示で基準どおりに薬を止めても、1年間はぶり返すことが多いので、定期的に通院して血液検査を受けることになります。1年経てば、少しずつ間隔が延びますので、定期検査は受けてください。

服薬中の日常生活

服薬治療中であっても、甲状腺ホルモン値が正常に保たれていれば、日常生活に制限はありません。ただし、次のようなことには注意が必要です。

〈運動・労働〉

抗甲状腺薬を服用し始めて2か月ぐらいすれば、FT_3もFT_4も値が改善してきます。それまでは、平均的な日常生活以上の運動や労働は控えてください。

甲状腺ホルモン値が高いあいだは全身の代謝が活発になっているので、多くの酸素と栄養素を体が必要としています。静かにしていても、心臓を含む全身が標準よりも活発に活動しています。つまり、安静にしていても、スポーツをしているのと似たような状態になるということです。普段よりも生活を制限することを心がけてください。

特に高い気温が体にはこたえますので、炎天下でのスポーツや作業は避けてください。個人差がありますので、体を使う仕事や生活をしている人は医師に相談することをお勧めします。スポーツや肉体労働は、甲状腺ホルモン値が下がって安定してきたら、医師と相談しながら少しずつ再開してください。バセドウ病は筋力低下を起こしやすく、運動能力が下がるので、注意しましょう。

甲状腺機能が正常になって今までどおりになるまでに、数か月はかかると思ってください。

〈食事・喫煙〉

バセドウ病の患者さんに限りませんが、特にバセドウ病の場合は、バランスのよい食事を心がけてください。代謝が異常に高まっているため、栄養素を摂取する必要があるからです。代謝を活発にする唐辛子やアルコール、カフェイン飲料は控えたほうがいいでしょう。

食べても代謝に追いつかず、痩せていくことが少なくありません。痩せないまでも、食べすぎているわりには太らない、という現象が起こります。

もっとも若い女性の場合は、食欲がありすぎて消費カロリー以上に摂取してしまい、逆に太ることもあります。治療によって甲状腺ホルモンの濃度が正常に近づくにつれて、食べたものが身について体重が増えていきます。症状が治まっても、すぐに食欲はもとに戻らないからです。太りすぎを避けるためには、過食せず、栄養バランスの取れた食事を心がけることが大切です。

バセドウ病の症状が現れているときは、寝起きがすっきりせず、午後になると活発になり、夜になるとますます活発性が増していく傾向があります。夜間に活動して食事をすることが習慣化すると、生活のリズムが乱れます。

バセドウ病で眼球突出の症状が現れる人の割合は、喫煙者のほうが高いとされています。タバコはバセドウ病眼症の発症因子であり、増悪因子でもあると考えられていますので、タバコを吸っている人は必ず禁煙しなければなりません。

橋本病の人へ

甲状腺機能低下症が長く続いて心臓に影響が出ている人は、安静が必要です。治療が功を奏して甲状腺ホルモン値が正常になり、甲状腺機能低下症の症状がなくなれば、普通の日常生活が送れます。

橋本病の症状が現れているあいだは、食生活で次のようなことに気をつけてください。

甲状腺機能低下症になると、全身の代謝が悪くなり、摂取した栄養が効率よく使われず、太りやすくなります。ダイエットするほどではありませんが、どちらかと言えば食事は控えめに摂るようにしましょう。栄養バランスのよい食事が必要なことは言うまでもありません。

甲状腺ホルモンの分泌が不足しているのだから、甲状腺ホルモンの原材料であるヨードが含まれる海藻類をたくさん食べたほうがいいと思っている人がいますが、甲状腺機能が低下しているときにヨードを過剰に摂取すると、さらに甲状腺機能が低下する場合があります。特に昆布を毎日摂ることは避けましょう。昆布は固体だけでなく、出汁のなかにも含まれています。普通に食事していれば充分なヨードは摂れるので、さらにヨードを摂る必要はありません。

おわりに　甲状腺疾患の診療は日進月歩

近年、甲状腺の病気への国民的な関心が高まってきました。新聞やテレビなどでも取り上げられることが多くなり、私にもテレビ局から健康医療番組の出演依頼がくるようになりました。やはりテレビの影響力は大きいものです。放送後にはたくさんの問い合わせがありました。そして、その影響もあって、本書の発行につながりました。

多くの甲状腺の病気は治癒するものではないとされていますが、検査と治療の方法は日進月歩です。その一方で、まだまだ課題も残されており、多くの研究がその途上にあります。いくつか、例を述べます。

本文で述べてきたように、バセドウ病に対する抗甲状腺薬は、服用する容量や期間の差こそあれ甲状腺機能亢進症を抑えることができます。その一方で、薬が合わず好中球減少症などの副作用が出て苦しんでいる患者さんもいます。そこで、薬を服用する前に副作用の可能性を調べる研究がされています。この技術が完成すれば、バセドウ病の治療がより安全におこなえるようになるでしょう。

また、手術で切除した検体を顕微鏡で見た結果として、病理診断がなされますが、良性であることが多い「結節性甲状腺腫」では、本文で述べたように全員を手術することはなく、超音波検査や細胞診検査などで手術前に診断します。しかし、濾胞癌は手術前の超音波検査や細胞診検査で診断ができません。そこで、細胞診で採取した細胞から、濾胞癌の特徴的な性質を見出して診断しようとする試みが増えています。つまり、手術をしなくても診断ができる、ということです。

さらに、「甲状腺分化癌（乳頭癌、濾胞癌）」は比較的進行が遅く予後がよいとされていますが、なかには転移した例や再発した例もあります。従来、このような症例には放射性ヨード治療や化学療法がおこなわれてきました。この治療法が奏功しなければ、もはや次の手段がないという時代が、つい最近まで長いあいだ続いていたのです。ところが、２０１４年に分子標的薬が開発されたのを皮切りに、その後も新しい分子標的薬が生まれ、従来の治療法で効果がなかった甲状腺癌の患者さんに光明が見えてきました。しかし、２０１７年現在では内服薬は手術の代わりにはならず、従来の治療方針を凌駕するものも出ないので、さらに改良された新薬が期待されています。

未分化癌は、悪性黒色腫とともに人類最悪のガンと言われています。残念なことに、罹患者は短期間で命を落とすこともあります。予後の悪いガンであることに変わりませんが従来の手術、放射線治療、化学療法に加えて分子標的薬が加わったことは画期的です。

このように、甲状腺疾患の検査法と治療法は進歩していますので、もしも甲状腺の病気にかかったとしても、どうぞ前向きに立ち向かってください。

本書で述べてきた内容は、甲状腺疾患がある多くの人に対応することができるはずです。しかし、甲状腺の病気は実は多岐にわたり、罹患する人が少ない病気もたくさんあります。本書ではそれらは扱っていませんが、甲状腺の病気の奥深さとともに、それらについても改めて出版できることを願っています。

２０１７年10月

山内　泰介

用語解説

◎アイソトープ検査　放射性同位元素（ラジオアイソトープ）を使った画像検査。「シンチグラフィ」とも言う。甲状腺機能検査では、放射性ヨードを体内に入れ、放射線を測定する。「シンチグラム」は測定された画像を指す。

◎亜急性甲状腺炎　甲状腺炎の一種。甲状腺が腫れて、激しい痛みがある。「有痛性頸部腫瘤」とも呼ばれる。ウイルス感染。

◎悪性リンパ腫　結節性甲状腺腫のうち、悪性腫瘍の一種。リンパ節やリンパ腺にできるガンが甲状腺に発生したもの。

◎寛解《かんかい》　治療しなくても病気がコントロールされた状態。治癒とは異なる。

◎鑑別《かんべつ》　腫瘍の良性・悪性など、見分けをつけること。識別。

◎クレチン症　先天性の甲状腺機能低下症。生まれつき甲状腺が小さいとか、あるいはホルモンを作る酵素がないことなどが原因で起きる。

◎経皮的エタノール注入療法　アルコールであるエタノールを注入して結節を壊死させ、嚢胞《のうほう》である袋をつぶしてなかに液体が溜まらないようにする治療法。

◎結節《けっせつ》　甲状腺にできるしこり、腫瘤《しゅりゅう》のこと。

◉結節性甲状腺腫　甲状腺に結節ができる病気。変性疾患と腫瘍に分けられる。変性疾患は良性で、腫瘍には良性腫瘍、悪性腫瘍（ガン）がある。

◉抗甲状腺薬　甲状腺ホルモン値を下げる薬で、甲状腺機能亢進症の治療に使われる。

◉甲状腺　甲状腺ホルモンを分泌（産生・貯蔵・放出）する臓器。首の前側に、蝶が羽を広げたような形で、気管を抱くような形をしている。

◉甲状腺ガン　甲状腺結節のなかの悪性腫瘍。乳頭癌、濾胞癌、低分化癌、髄様癌、未分化癌、悪性リンパ種などがある。

◉甲状腺機能　甲状腺がホルモンを作る能力。

◉甲状腺機能亢進症　甲状腺の活動が活発になりすぎた結果、甲状腺ホルモンが多く作られ、必要以上に血液中に流れ出て起きる病気。代表例は「バセドウ病」。

◉甲状腺機能低下症　甲状腺ホルモンの分泌が不足している病気。代表例は「橋本病」。

◉甲状腺結節　甲状腺にできた腫瘤。

◉甲状腺刺激ホルモン（TSH=Thyroid stimulating hormone）　下垂体から分泌され、甲状腺にあるTSH受容体と結びついて甲状腺を刺激し、甲状腺ホルモンを調整する。

◉甲状腺刺激ホルモン放出ホルモン（TRH=Thyrotropin releasing hormone）　視床下部から分泌され、下垂体を刺激してTSHを調整する。

◉甲状腺腫　甲状腺の腫れ。「びまん性甲状腺腫」と「結節性甲状腺腫」の２種類がある。

◉甲状腺中毒症　血液中のホルモン値が正常値よりも高い状態。「甲状腺機能亢進症」や「破壊性甲状腺炎」で起こる。

◉甲状腺ホルモン　甲状腺で分泌（産生・貯蔵・放出）されるホルモン。

◉甲状腺ホルモン値　血中の甲状腺ホルモンの量を表す濃度。甲状腺の働きを反映している。

◉甲状腺ホルモン薬　人工的に合成された甲状腺ホルモン。甲状腺機能低下症の治療に使われる。

◉抗体　体内に入り込んだ異物を攻撃するためにできる対抗物質。

◉抗TSH受容体抗体／抗TSHレセプター抗体（TRAb=TSH receptor antibody）　甲状腺濾胞細胞の表面にあるTSH受容体に対する抗体で、バセドウ病の原因物質とされる。

◉サイロキシン　→T_4

◉自己免疫疾患　自分自身の細胞を外から侵入した有害な物質と勘違いし抗体が作られ、抗体が自分の細胞を攻撃して起こる病気。

◉縦隔内甲状腺腫　鎖骨から下の縦隔に存在する甲状腺腺腫。

◉シンチグラフィ、シンチグラム　→アイソトープ検査

◉髄様癌　甲状腺癌の一種。甲状腺内にある傍濾胞細胞から発生する。

◉穿刺吸引細胞診検査　穿刺針を腫瘤に刺入し、吸引して採取した細胞を顕微鏡で見る検査。

◉腺腫様結節　結節性甲状腺腫のうち、良性結節の一種。しこりが1個か少数できている。

◉腺腫様甲状腺腫　結節性甲状腺腫のうち、良性結節の一種。複数のしこりができ、病変が甲状腺全体に及ぶ。

◉超音波検査　超音波を当てて、反射してきたエコー（反射波）を画像にして体内を調べる検査。

◉低分化癌　乳頭癌、濾胞癌に低分化成分が伴った癌。

◉テクネシウム　ヨードと同じく甲状腺へ取り込まれる性質があるので、ヨードの代わりにアイソトープ検査に使われる。

◉特発性粘液水腫　甲状腺機能低下症の一つで、甲状腺ホルモンが著しく不足する。甲状腺は腫れず、萎縮することがある。

◉トリヨードサイロニン　→T_3

◘乳頭癌　結節性甲状腺腫のなかの最も頻度の高い悪性腫瘍(甲状腺癌)の一種。

◘ネガティブフィードバック機構　FT_3とFT_4が多くなるとTRH、TSHが抑えられ、FT_3とFT_4が低下したときは反対に働く、甲状腺ホルモンの血中濃度が一定範囲に保たれるように働く仕組み。

◘嚢胞　結節性甲状腺腫のうち、良性結節の一種。袋状のしこりで、中に液体が溜まる。

◘破壊性甲状腺炎　甲状腺のホルモンを貯蔵する機構が破壊され、蓄えられた甲状腺ホルモンが一時的に外に漏れ出す病気。代表例は無痛性甲状腺炎、亜急性甲状腺炎。

◘橋本病　甲状腺に対する抗体が出現する自己免疫疾患。

◘バセドウ病　甲状腺ホルモンが過剰に分泌される、自己免疫疾患の甲状腺機能亢進症。

◘バセドウ病眼症　バセドウ病が原因で起きる眼の異常。上瞼が上に引っ張られ目が大きく見える「眼瞼後退」、眼球が押し出される「眼球突出」、瞼が腫れる「眼瞼腫脹」などがある。

◘びまん性甲状腺腫　甲状腺が全体的に腫れた状態。バセドウ病や橋本病などでもみられる。

◘副甲状腺　甲状腺の裏に通常は４つあり、カルシウムを調整している甲状腺とは別の臓器。

◎放射性ヨード治療　体内に入れたヨード131というアイソトープが甲状腺に集まり、β線によって甲状腺の細胞を破壊する治療。

◎放射線外照射療法　放射線を体の外から照射してガン細胞を死滅させる療法。

◎未分化癌　発病は稀だが、進行が速く、悪性度の高い甲状腺癌。

◎無痛性甲状腺炎　破壊性甲状腺炎の一つ。甲状腺からホルモンが漏出し、血中の甲状腺ホルモン値が一時的に上昇する。

◎免疫機能　人間の体に備わる、自己（自分の体の臓器や細胞）と非自己（細菌やウイルスなど）を区別し、体内に侵入した異物を非自己として排除する機能。異物（抗原）を攻撃するものが「抗体」。自己を非自己と間違うのが自己免疫異常。

◎ヨード（ヨウ素）　人体に必要な栄養素で、甲状腺ホルモンの主原料。食物や薬によって体内に取り込まれ、濾胞の周囲の毛細血管を通じて血液から甲状腺に入る。

◎予後　病気の経過についての医学的な見通し。病気が治った後の経過。

◎濾胞　直径0.05〜0.9ミリメートルのボール状の組織で、これが多数集まって甲状腺を組織している。ボールのなかは空洞（濾胞腔）で、甲状腺ホルモンが貯蔵される。

◎濾胞癌　結節性甲状腺腫のうち、悪性腫瘍（甲状腺癌）の一種。濾胞細胞にできる。

◘CT検査　コンピュータ断層撮影(Computed Tomography)。レントゲン撮影で得た画像をコンピュータで再構成し、画像にする。

◘FT_3　フリートリヨードサイロニン／遊離トリヨードサイロニン(Free triiodothyronine)。血清タンパクと結合しておらず、「遊離型」として甲状腺ホルモンの働きをしている。

◘FT_4　フリーサイロキシン／遊離サイロキシン(Free thyroxine)。血清タンパクと結合しておらず、「遊離型」として甲状腺ホルモンの働きをしている。

◘MRI検査　核磁気共鳴画像検査(Magnetic Resonance Imaging)。体に磁気を当て、共鳴した体内の水素原子を測定し、コンピュータで画像にする。

◘T3　トリヨードサイロニン(Triiodothyronine)。甲状腺ホルモンの一つ。

◘T4　サイロキシン(Thyroxine)。甲状腺ホルモンの一つ。必要に応じてT_3に変化する。

◘TgAb　抗サイログロブリン抗体。

◘TPOAb　抗甲状腺ペルオキシダーゼ抗体。

◘TRAb　→抗TSHレセプター抗体

●TRH　→甲状腺刺激ホルモン放出ホルモン

●TSH　→甲状腺刺激ホルモン

■参考文献
『名医の図解 よくわかる甲状腺の病気』伊藤公一著／主婦と生活社
『ウルトラ図解 甲状腺の病気』伊藤公一監修／法研
『専門医が書いた「甲状腺の病気」が良く分かる本』石垣實弘著／現代書林
『甲状腺超音波診断ガイドブック 改訂第３版』日本乳腺甲状腺超音波医学会、甲状腺用語診断基準委員会編集／南江堂
『実地医家のための甲状腺疾患診療の手引き―伊藤病院・大須診療所式―』伊藤公一監修／全日本病院出版会
『薬剤師のための甲状腺疾患服薬指導マニュアル』伊藤公一監修／メディカルレビュー社

症例解説《しょうれいかいせつ》でよくわかる甲状腺《こうじょうせん》の病気《びょうき》

2017年11月20日　初版第1刷

著　者 ―――――――――― 山内泰介《やまうちたいすけ》
発行者 ―――――――――― 坂本桂一
発行所 ―――――――――― 現代書林
〒162-0053　東京都新宿区原町3-61　桂ビル
TEL／代表　03(3205)8384
振替00140-7-42905
http://www.gendaishorin.co.jp/

カバー・本文デザイン ―― 吉﨑広明（ベルソグラフィック）
イラスト ―――――――― 宮下やすこ
図版 ――――――――――― 竹川美智子

印刷・製本：広研印刷(株)
乱丁・落丁本はお取り替えいたします。

定価はカバーに
表示してあります。

ISBN978-4-7745-1644-8 C0047